U0909623

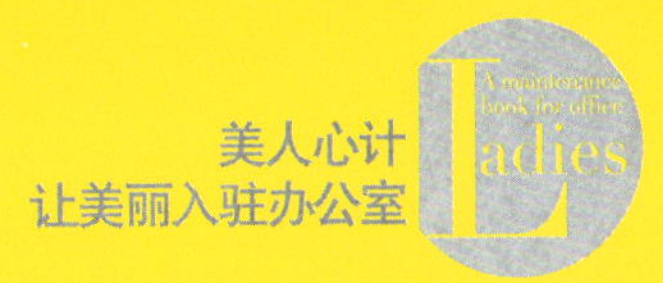

上班族最需要的美颜保养书

谢春玲 / 著

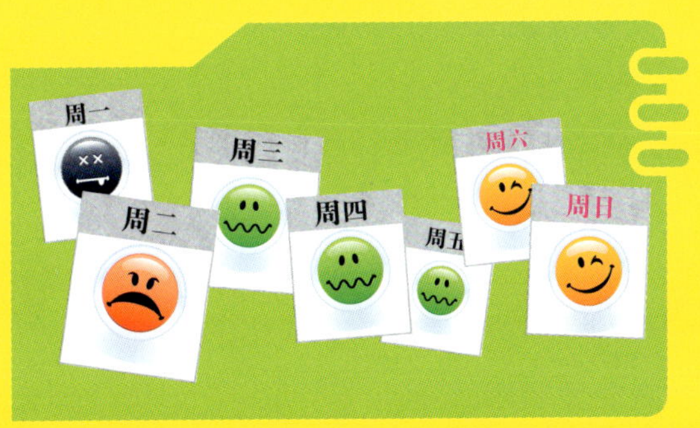

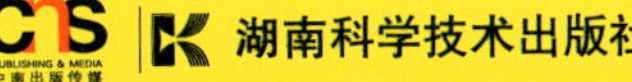

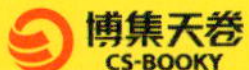

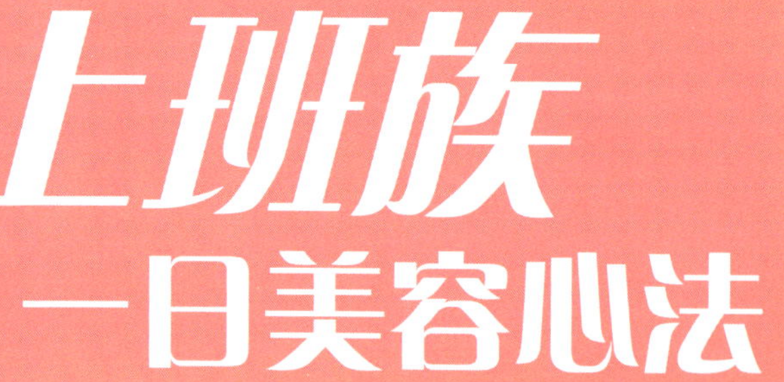

07:00~09:00

上班族MM的早餐时光

时尚养生站

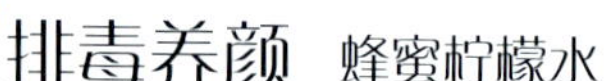

柠檬洗净后，横切成两半，取其中一半，切下一块小薄片，放入杯中，加入热水，放至温热后，调入蜂蜜，搅匀即可。

润泽肌肤，补充能量 黑豆精力粥

1/4杯黑豆和1/2杯黑米分别洗净后放入清水中浸泡4小时以上；2个核桃去壳，切成小块；1/2杯粳米洗净，一起放入锅中，加入适量清水，煮开后转小火继续熬煮至豆烂粥熟。

养颜、抗衰老 五行豆浆

黑豆、黄豆、赤小豆、绿豆、白芸豆各1/4杯，加入适量清水浸泡一夜，第二天早晨一起放入豆浆机中，打成豆浆即可。

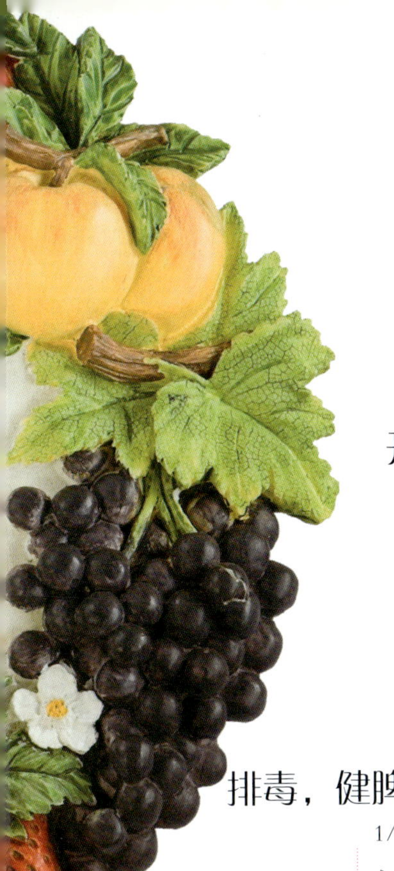

开胃 蔬菜沙拉

把1/2个西红柿、1/2根黄瓜、2片生菜、1/2个紫甘蓝、5个樱桃萝卜分别洗净，切成差不多大小的片。10颗大杏仁切碎，共同放入大碗中，加入适量沙拉酱拌匀即可。

排毒，健脾胃 苹果麦片粥

1/2个苹果洗净，切成小块。1/2杯即食麦片放入碗中，边加入沸水，边搅拌，至麦片黏稠，将苹果块放入麦片中拌匀，加入适量蜂蜜调味即可。

专家建议

①就算你习惯晚起，早餐也一定不能少，就是喝袋酸奶也行，因为早餐可以为消耗了一夜的身体补充能量，开始新一轮的新陈代谢。

②人人都知道，早餐要吃得像皇帝，在我认为，早餐更要吃得像平民。在早餐中加入玉米、黑米、小米、糯米或各种豆类食物，能够补充五脏的元气，有助于健康。

③早餐时吃一小把坚果，能大大提升你的早餐质量，你还完全不用为身材担心。

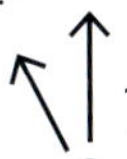

11:00~13:00

上班族MM的午餐时光

能量储备站

开胃，增进食欲 水果酸奶沙拉

香蕉去皮，切丁；猕猴桃去皮，切丁；草莓切成块，再加上葡萄，一起放入碗中，倒入酸奶，搅拌均匀即可。

补充维生素 蔬菜浓汤

土豆块、洋葱块、胡萝卜块、西蓝花、青豆粒、玉米粒各1/4杯。把浓汤宝放入碗中，加入开水溶解，然后把菜蔬全部放入碗中，轻轻覆上保鲜膜或保鲜盖，放入微波炉中煮3~5分钟。

健康可口 土豆炒鸡丁

土豆去皮，洗净，切块。鸡胸肉洗净，切丁，放入碗中，加入姜片、料酒、胡椒粉、盐，腌制半小时。锅中放油，油热后放入鸡丁，翻炒至半熟，加入土豆块继续翻炒至七八成熟。

开胃，增进食欲 凉拌黄瓜

黄瓜洗净，切片，放入碗中，加入适量醋、麻油和盐拌匀即可。

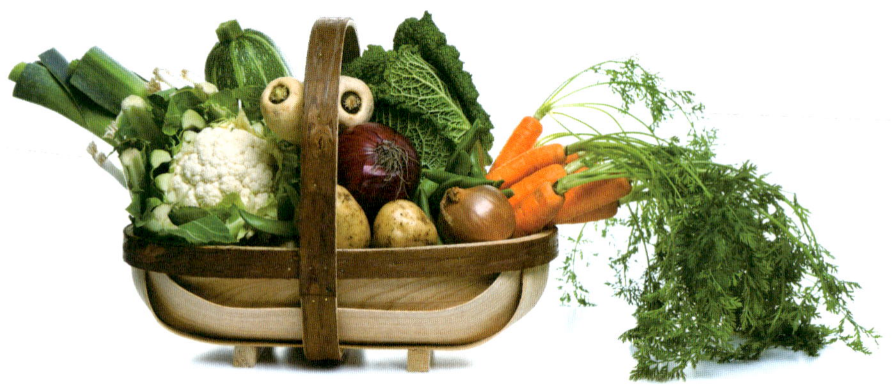

专家建议 ①午饭吃得太早或太晚都不好，太早，早餐还没消化掉就接着吃午餐，脾胃得不到及时的休息，运化功能受影响。而饿着肚子工作，大脑需要的能量不足，思维会变迟钝，影响工作效率，实在是得不偿失。

②午餐，我们可以通过自带便当的方式解决，这样就能满足荤素搭配的需要，而且比起餐厅里多油的菜肴，这样的午餐更加实惠、健康。

③很多人都认为发胖是吃饭太多造成的，所以有意识地少吃或不吃主食，其实，主食并不是造成你肥胖的“元凶”，你需要戒掉的不是主食，而是高热量的食物。

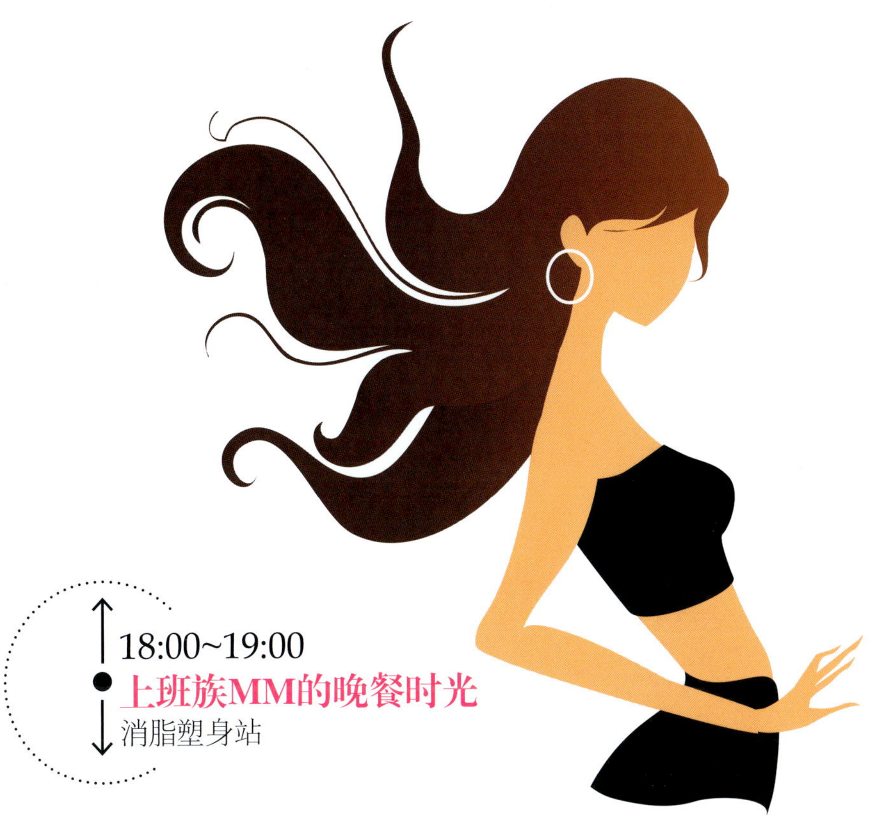

18:00~19:00

上班族MM的晚餐时光

消脂塑身站

宁心安神 安神助眠茶

把9克茯神、15克酸枣仁和3克甘草一起研成粗末，装入纱布袋中，封口，然后把药袋放入保温杯中，冲入沸水，20分钟后即可饮用。

养心补血、安神养颜 四物粥

1/4杯百合洗净，泡发；1杯粳米淘洗干净；1/2根山药去皮，切片；10颗红枣和15颗莲子分别洗净。先在沙锅中放入适量清水，煮开，加入粳米、红枣和莲子，煮开后，转小火熬煮半小时左右，再加入山药片和百合煮20分钟。

专家建议 ①晚餐摄入的热量占全天热量供应的30%左右，如果吃得太多，会引起胆固醇升高，容易引发心脑血管疾病，建议晚餐宜清淡、量少。

②很多人都有睡前喝牛奶的习惯，认为这样有助于安眠，其实，喝牛奶不但不能助眠，反而会让身体发胖，我建议大家不如用“安神助眠茶”来代替牛奶。

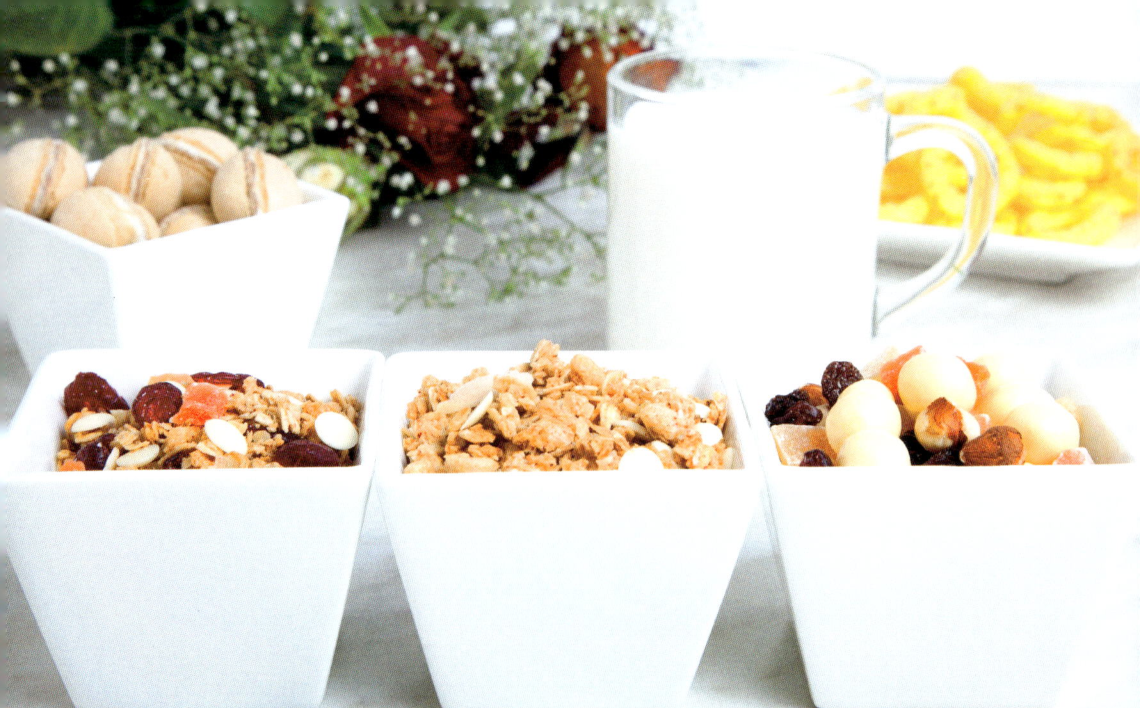

最潮 体质养生养颜术

羊肉芡实粥

体质类型

阳虚

1/2杯芡实洗净，浸泡4小时；100克羊肉洗净，剔除筋膜，放入开水中稍烫，去除血水，切片；1/2杯粳米洗净，和芡实同煮。煮开后，转小火熬煮半小时，然后放入羊肉片，继续煮半小时至粥软烂，加入少许盐调味即可。

功效：促进气血循环，加速体内废物的代谢，瘦身效果不错。

黄芪补气粥

体质类型

气虚

10克黄芪切片，放入锅中，加入适量清水，煮开后滤出汁液；1杯大米淘洗干净，把大米放入锅中，加入黄芪煎汁，煮开后转小火熬煮。

功效：瘦身。

菊花薏仁粥

体质类型

痰湿

把2块橘皮洗净，同10朵菊花一起放入锅中，加入3碗清水，煮至2碗，滤出汁液；薏仁和大米各1/2杯，洗净，放入锅中，加入药汁及适量清水，煮开后转小火熬煮至黏稠。

功效：化痰、健脾、祛湿。

山药茯苓乳鸽汤

体质类型
湿热

乳鸽去内脏，洗净，焯烫，去血水，捞出沥干；姜洗净，切片；山药去皮，洗净，切块；锅中放入适量食用油，油热后放入姜片煸炒出香味后放入乳鸽，炒香；把乳鸽捞出放入沙锅，加适量开水，放入20克茯苓，小火煲1小时，放入山药煮至烂熟，加盐调味。

功效：清湿热，健脾胃，排除体内水湿，有利减肥。

滋阴鸭汤

体质类型
阴虚

鸭子去内脏，洗净，剁成大块，去血水；冬瓜去皮，切块；把鸭块放入沙锅中，加入足量清水，放入葱段和姜片，烧开，加入料酒去腥味，小火慢炖1小时，再放入10颗枸杞煮熟，加盐调味即可。

功效：滋阴去火，抚平情绪。

山楂红糖水

体质类型
血淤

把10片山楂放入沙锅中，加入适量清水，煮开后转小火煎煮5分钟，加入1勺红糖调味即可。

功效：活血化淤，美白祛斑。

郁金鸭汤

体质类型
气郁

9克郁金洗净，放入纱布袋中，口缝好；老鸭去内脏，洗净，斩成大块，焯烫，去血水；白萝卜洗净，切块；鸭块放入沙锅，加适量清水，放入葱、姜和料酒，大火煮开后转小火炖1小时以上，加入白萝卜块，煮熟，加盐调味即可。

功效：疏肝理气，补益身体，摆脱抑郁情绪。

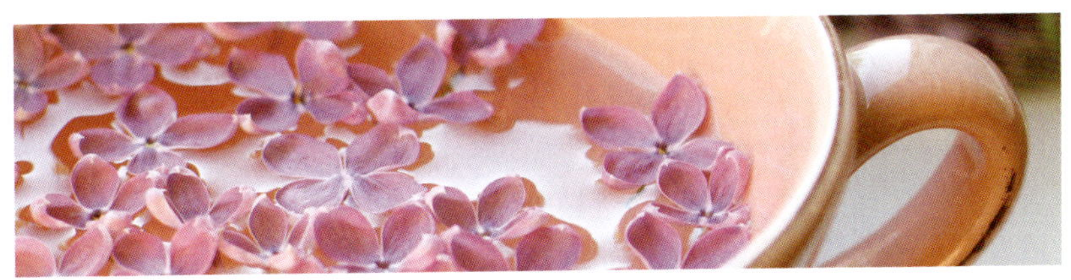

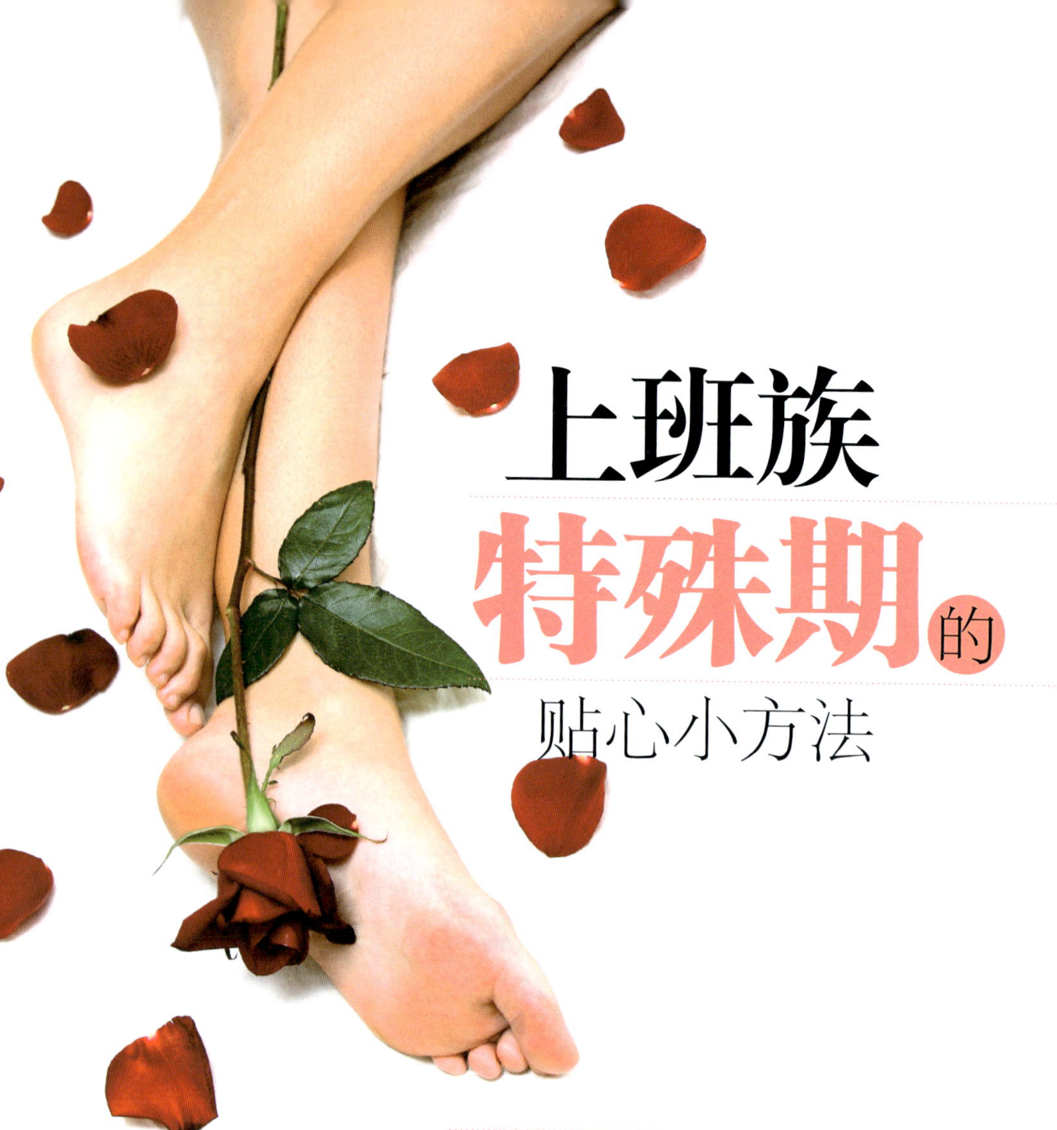

上班族特殊期的贴心小方法

贴心方1 **调经止痛**

红糖米酒汤

鸡蛋打入碗中，顺着一个方向打散；米酒放入锅中，加入1碗清水，用文火煮沸后，缓缓倒入蛋汁，煮熟，加入红糖调味即可。

贴心方2 **经期头痛**

加味玫瑰花茶

把10朵干玫瑰花苞和3颗红枣一起放入杯中，加入沸水冲泡，加盖焖5分钟，至温热后，调入蜂蜜即可。

贴心方3 月经不定期

益母草膏

500克益母草切碎，放入锅中，加清水煮2小时，滤出汁液，再加清水煮2小时，滤出汁液。把两次的煎液合并，继续煎煮浓缩成相对密度为1.21～1.25的清膏。每100克清膏加入红糖200克，加热熔化，再次浓缩成规定密度的膏状即可。

贴心方4 经期胸腹胀痛

益母草鸡蛋

把鸡蛋洗净后和益母草一起放入锅中，煮至蛋熟后，去掉蛋壳再煮20分钟。

贴心方5 经前期紧张综合征

白扁豆橘皮粥

把陈皮掰成碎块，白扁豆洗净，放入沙锅，加入适量清水煮沸后，转小火煨煮半小时左右，再加入淘洗干净的粳米1杯和陈皮碎块10克，用小火煨煮至黏稠。

贴心方6 产妇恶露

加味藕粉汤

银耳1朵，泡发后，撕成小片，和10颗红枣同煮1小时左右，煮至银耳软烂，加入1/2杯藕粉调匀，再放入冰糖调味即可。

贴心方7 经期腹痛、手脚发凉

生姜红糖水

生姜（最好用老姜）切成细丝，放入杯中，加入适量红糖，冲入沸水。红糖溶化后，趁热饮用。

贴心方8 月经期间身体寒凉

红豆热敷法

先准备一个小布袋，装入红豆，把袋口缝好，放入微波炉中，加热几分钟。取出后隔着衣服放在腹部或其他感觉寒凉的部位，慢慢热敷。

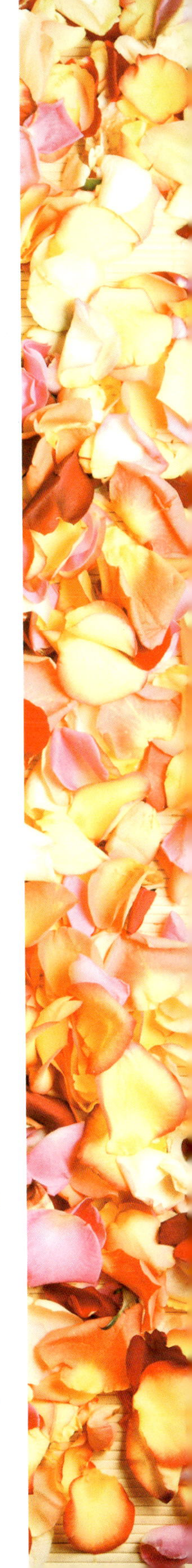

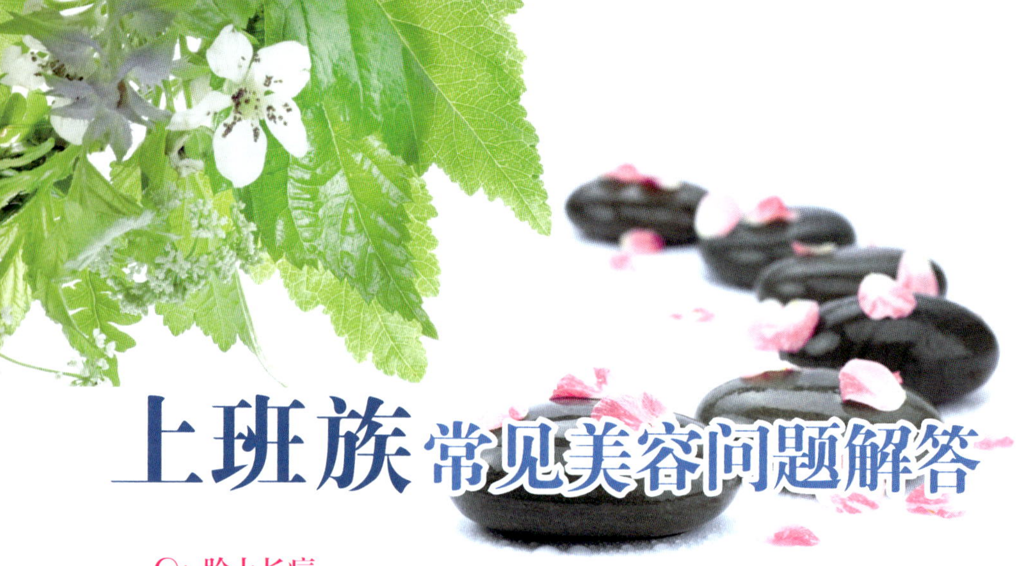

上班族常见美容问题解答

Q1 脸上长痘

把益母草洗净，晾干后，烧成灰，和等量的香皂一起加热熔化，调匀，冷却后成形即可。

Q2 痘痘久治不愈

把整株益母草晒干后，研成粉末，放在鲜榨的黄瓜汁中，加入适量蜂蜜调匀。洗完脸后，敷脸，干后洗净。

Q3 毛孔粗大

绿豆洗净，晾干后打成细粉，然后把西红柿放入榨汁机中榨成汁，把绿豆粉和西红柿汁调成糊状，敷在脸上，干后洗净。

Q4 脸上有细纹

鲜丝瓜洗净后榨成汁，倒入适量蜂蜜，调匀，然后涂在脸上，干后洗净。

Q5 皮肤干燥、缺水

黄瓜洗净，放入榨汁机打成汁，滤掉渣滓，黄瓜汁放入冰箱冷藏，使用时，把纸膜放入黄瓜汁中充分浸泡，用纸膜敷脸10分钟；或者把吃剩的西瓜皮放入冰箱冷藏15分钟，去掉残留的红色果肉部分，用瓜皮敷在脸上，保持5分钟，洗净。

Q6 黑眼圈久久不消

把茶包取出后，滤干水分，趁着茶包温热的时候，闭目，敷在双眼眼皮上，10分钟后用清水洗净。

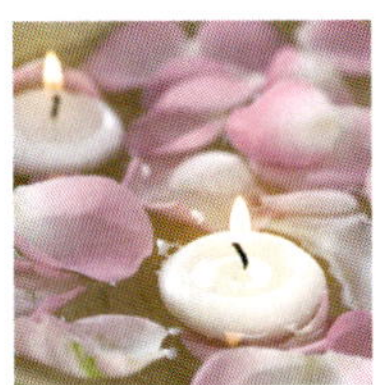
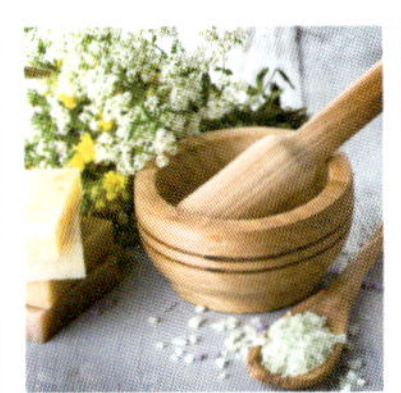
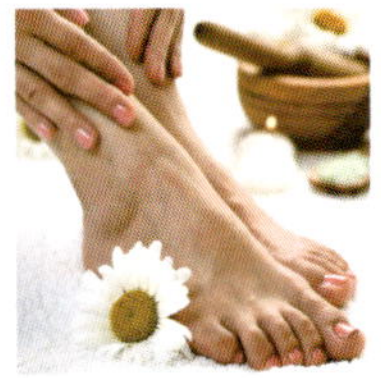

Q7 头发干枯、枯黄、分叉

黑芝麻和核桃仁各1杯，分别炒熟，放凉后碾成碎末。红枣洗净后，去核，放入锅中，加入1杯水，煮成黏稠状，调入黑芝麻和核桃粉调匀，再加入蜂蜜煮成膏状即可。

Q8 手部肌肤暗黄、干燥

淘米水静置1小时，取上层清澈的水浸泡双手10分钟左右，再用温水洗净双手，涂上护手霜和养甲油。

Q9 手部肌肤粗糙

睡前用淡盐水浸泡双手20分钟，然后涂抹按摩油，按摩10分钟，再涂一层厚厚的，加入维生素E油的乳液，戴上棉质手套入睡。

Q10 睫毛短

睫毛刷蘸上维生素E油，轻轻地刷睫毛，上下睫毛都要刷到，但不要刷太多，以防维生素E油滴落下来。

Q11 便秘

早晨起床后，喝一杯蜂蜜水，然后蹲下来，腹部贴着大腿，在屋子里走上两圈。

Q12 腰腿和膝关节酸痛不止

趴在床上，露出腰部，用吹风机对准后腰和腰两侧的肌肉部位吹热风，每个部位吹5分钟左右，注意距离不要太近，以免被烫伤。

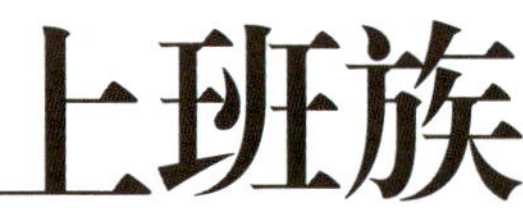

上班族 从头到脚都美丽的快速保养法

头发柔顺、亮泽

洗头时，在水中加入啤酒，头发完全浸湿之后，按摩几分钟，用毛巾包裹住，几分钟后清洗干净。经常使用，能让头发变得柔顺、亮泽。

眼睛明亮、有神

上班时，每过半小时就抬头向远处眺望一会儿，然后收回目光，盯住鼻尖几秒钟，能缓解眼部疲劳。或者，你也可每天练习“瑜伽式眼保健操”。

优雅颈部曲线

每天抽时间做一做“瑜伽修肩颈运动”，不但能塑造优雅体态，还能让你远离颈肩毛病。

手部线条更完美

面对墙壁站立，距离一臂宽，双手扶墙，然后把身体的力量压到双臂上，双臂弯曲，让身体贴近墙壁，双臂伸直，让身体回归正常。这样反复练习能很好地消除“蝴蝶臂”。

抚平皱纹

每天练习“除皱美肤操”，具体步骤详见第60页。此外，要做好皮肤的保湿补水工作。

鼻子挺巧

每天练习几分钟的“瑜伽摩鼻法”，具体步骤详见第27页。

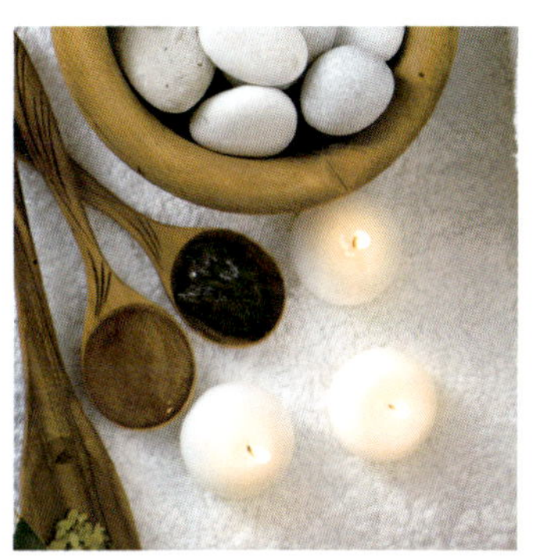

让脸变小巧

时常做一做鬼脸能最大限度地活跃面部肌肉，让面部肌肤更紧绷，轮廓更分明。

下巴尖而秀气

坚持练习“淋巴按摩排毒术”，或者是每天练习“啊，哦，呜，咿，呦”的发音，能锻炼面部肌肉，促进淋巴排毒，塑造脸部线条。

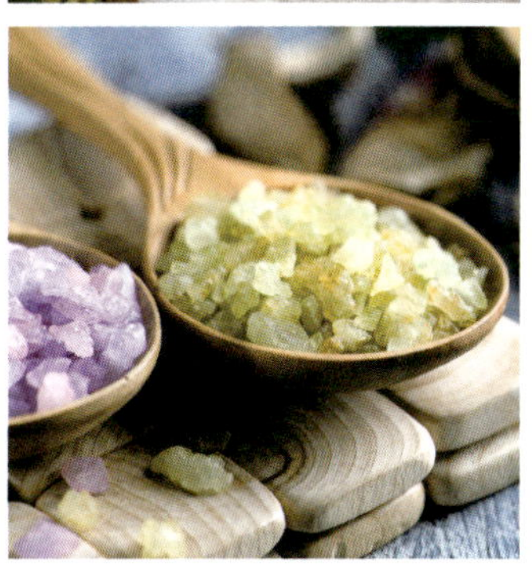

小腹平坦

坐在椅子上，先尽力呼气，感觉身体里的空气全部呼出来，然后用力吸气、收紧小腹，感觉整个腹部都凹陷下去了，呼气时放松。这样重复练习能很好地减掉腹部的脂肪。

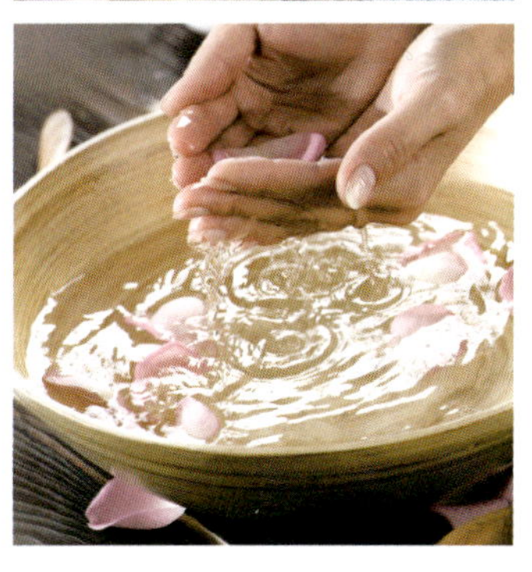

双腿修长、匀称

睡前躺在床上，双臂自然放于身体两侧，用腰腿的力量慢慢举起左腿，和上半身呈直角，坚持几秒钟，慢慢放下。然后换右腿重复前面的动作。练习几次后双腿并拢，同时举起，上半身紧贴在床上。每天练习，能塑造双腿曲线。

上班族最需要的
办公室综合征调理法

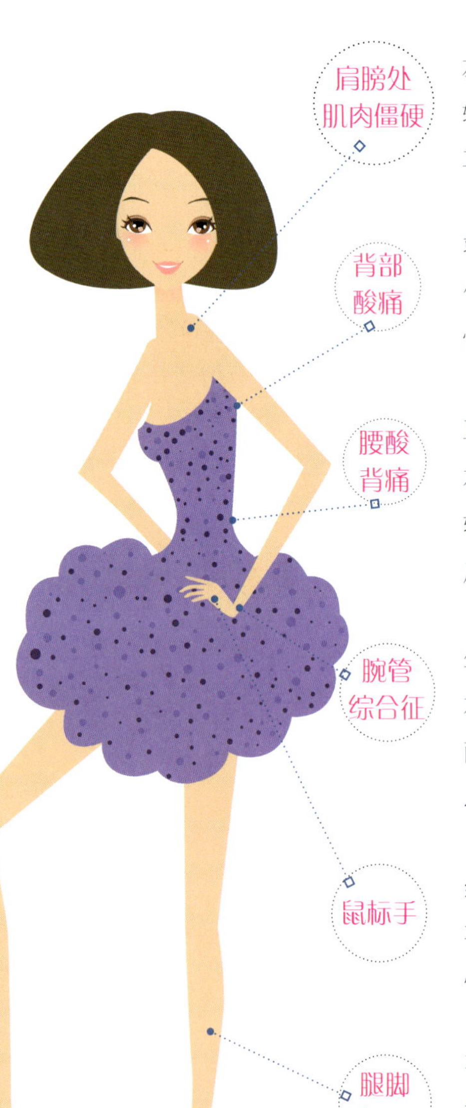

左手放在左肩上，抬起手肘，以肩部为轴，按顺时针方向转动，转几圈之后，再反过来按逆时针方向转动。

站立，双手高举过头，腰部用力，向后伸展双臂，带动上半身往后弯，然后慢慢向下伸展双臂，腰部向下弯曲。

直立，双手紧贴在身体两侧，头部向左侧转动，同时带动整个上半身向左转动，转到身体能够承受的最大限度，再向右转动。

坐在车上时，手侧放在方向盘边，然后左右滚动手腕。接着，双手放在方向盘两侧，掌心下压再轻轻放松，然后换掌心向上，轻压后再放松。

练习时，十指张开，置于桌面上，每次抬起一根手指，依次进行，逐渐加快速度。

站立，双手叉腰，一条腿撑起全身的力量，另一条腿用力伸直，脚面绷紧，脚尖点地，以脚踝为轴，先按顺时针方向旋转腿部，再按逆时针方向旋转腿部。

目录

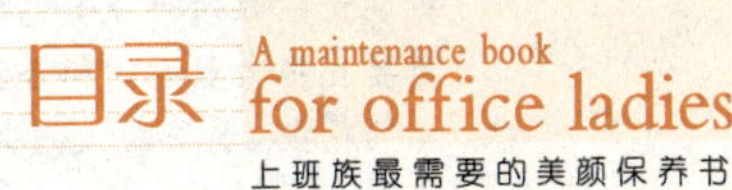

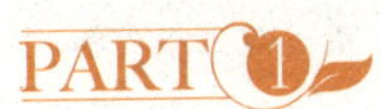

上班族必看的厨房美容术

塑造最U美曲线

厨房不仅是健康的最前线，也是美丽的最前线。美丽、聪明的女人都懂得调理和照顾自己。与其把少有的休闲时间花在人流拥挤的商场、喧哗吵闹的聚会中，不如给自己匀出一点轻松惬意的时间，做一碗调补身体的汤水，给自己的美丽加油，让厨房成为你的美容院！

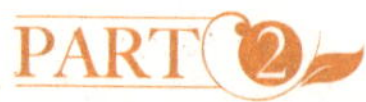

学会管理你的身体
开启健康美丽第一步

不会管理自己健康的人就不会经营自己的事业。每位上班族女性都期待着自己能健康美丽每一天。那是不是就意味着要花费大量时间和金钱呢？其实不然，有一些小技巧根本无须花钱，你要投入的也只是时间、细心和耐心而已。

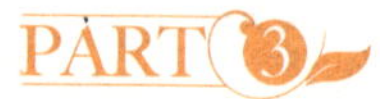

玩出来的健康美丽
上班族最爱的快速保养法

缺乏运动在短时间内虽然看不出什么变化，但时间一长，你就会发现自己的身材在开始慢慢走形，体质也变得越来越差。为了时刻保持美丽的状态，对上班族女性来说，最佳的运动方式就是"化整为零"。

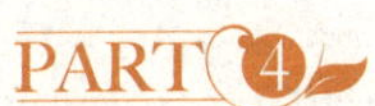

经、孕、产、乳期的特殊关爱

给你的美丽加加油

女人这一生会有几个攸关一辈子健康的关键时期，分别是月经期、怀孕期和产后月子期。在这些特殊时期，身体的负担会加重，很容易出现气血不足的症状，所以特殊期的女人是最需要关爱的，除了来自别人的照顾外，女人更要学会爱自己。

PART 5

上班族俏妞的早餐时光
——时尚养生站

早餐是人一天最重要的一餐，只有早餐摄取了足够的能量，我们才能在接下来的一整天工作中保持良好的状态。

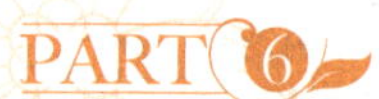

PART 6

上班族俏妞的午餐时光
——能量储备站

午餐提供的能量占一个人全天消耗能量的40%，有所谓“早餐吃得好，中餐吃得饱，晚餐吃得少”的说法。所以，工作再忙，午餐也要吃得均衡，吃得健康。

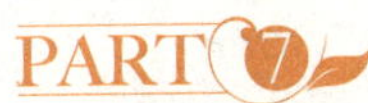

上班族俏妞的晚餐时光
——消脂塑身站

一到晚上，人体的新陈代谢速度就会减慢，一旦摄入的热量过多，身体无法消耗，多余的热量就会转化成脂肪，堆积在体内。晚饭吃得越晚、越多，人就越容易长胖。所以，我们一定要控制好自己的晚餐进食量，给肠胃一个休息的机会。

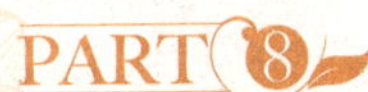

应急养颜小技巧
上班奴翻身巧变“白骨精”

商务活动是上班族女性经常要面对的。在商务活动中，你时刻要保持完美的形象，因为你代表的不仅是个人，更是公司的形象。一些简单有效的养颜技巧，让你随时随地都可以做职场“明星”。

PART 9 上班族低成本保龄法

活得美丽精致太简单

一个真正的美女，从指尖到发梢的每一个细节，她都不会放过。确实，很多时候，容颜的改变来自生活中的任何一个不经意的习惯。

前言
工作着，并健康美丽着

A maintenance book
for office ladies
上班族最需要的美颜保养书

一提到上班族女性，我们总会想到“白骨精”这类词汇，妆容精致、衣着考究，迎面走来，气场非常强大。可是，时尚光鲜的背后，她们往往需要付出很大的代价，因为巨大的压力、长期紧张的情绪以及经常熬夜加班的生活习惯，已经慢慢吞噬掉她们的健康和美丽，所以，“美丽”成为了多数年轻女性的梦想，为了实现这一目标，她们不惜一掷千金。

从玻尿酸、羊胎素、肉毒杆菌，到激光美白术，无不广受都市女性的热捧。这些方法一听，就知道费用所需不菲，而且还潜藏着未知的危险。俗话说“物极必反”，就拿“美白”这件事来说，多数女性都怀有“美白情结”，所以激光美白术才一直这么火爆。其实，越白的皮肤，衰老得越快。

美丽是需要技巧的，它不是用钱就能“堆”出来的。你得用心，更要舍得花心思。不要因为每天敷一张面膜，早晚做好了皮肤护理，你就有安全感了。关键是你要了解造成肤色暗淡，皮肤干燥、长斑，黑眼圈怎么消也消不掉等美容问题的真正原因。

古老的中医典籍《黄帝内经》告诉我们：养于内，才能美于外。要想拥有娇美容颜，你只在脸上涂涂抹抹是不够的，调理好脏腑才是关键。心功能强健，你就能气血充盈，面色红润；肝功能正常，你就会情绪平和，面无斑点；脾胃调和，你就有挺拔的身姿，不会在体内堆积毒素；肺功能良好，你就会脸色光亮润白；肾功能正常，你脸上的瑕疵就会消失不见。

而要保证心、肝、脾、肺、肾等脏腑的健康，你就要注意调整你的一日三餐，你的生活方式，并学习和积累各种美容养颜的小方法，让这些纯天然的方法变成你的日常生活习惯。

都说美丽是吃出来的，其实，美丽也是动出来的，上班族女性难得有充足的时间来“折腾”，简单、安全、见效快、易于操作的方法最适合这类人群。

我在这本书中介绍的所有方法都是专门针对上班族女性而设计，结合传统中医与现代医学，并经过了我的多年实践验证。有纯“低碳”配方的食疗方、瑜伽套餐，还有一些随时随地都能操作的简易小动作，集美容养颜、保养祛病于一体，能全面呵护你的身心。

说到美容保养，有些女性难免抱怨说过程太过烦琐、复杂，需要花费大量的时间和精力。美丽是需要经营的，但这种经营无须你花太多的时间和精力去尝试各种化妆品，也无须投入大笔的钱去做高科技美容法，你需要的只是日常生活中的一点点改变，一杯茶、一餐饭、一套体操……把这些方法深入到你的衣食住行之中，多管齐下，效果就会非常显著。而你所需要的时间不过是你在地铁中、火车上或工作休息的片刻余暇。需要的工具也只是随手可得的一些日常用品。你不妨想一想，每天多花半个小时的时间就能让你的衰老延缓5年，甚至是10年，让你变得更美丽、自信，这不是很有意义，很值得你坚持的一件事吗?

不要再贪图方便和快捷，总想着一蹴而就，让自己变得美丽自信不是一朝一夕的事，只有将美容养颜的技巧深入到生活和工作中的每一个细节，你的皮肤才会变得柔润、亮泽，身体也会从内而外焕发出蓬勃的生机，更重要的是，你的心情会变得越来越平和、愉悦。

本书的奇妙之处还在于，你根本不必从头到尾细细阅读，随手翻开任何一页，你都能够找到一个简单有效的方法，让你用最少的时间，在最大限度上获得美丽。将本书置于案头，闲暇时便看上几页，让看书的过程变成一个美容的寻宝之旅，不也是一件很快乐的事吗？我期待着本书带给你的美丽转变。

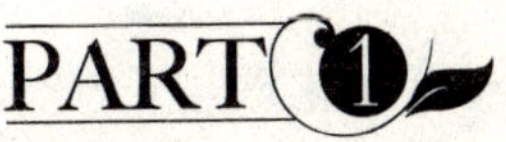

上班族必看的厨房美容术
塑造最U美曲线

说起养生，很多上班族女性都认为那是很花时间的事，只有退休之后的人才有大把时间来精心照顾自己的身体。其实，美丽、聪明的女人都是懂得调理和照顾自己的。与其把少有的休闲时间花在人流拥挤的商场、喧哗吵闹的聚会中，不如给自己匀出一点轻松惬意的时间，做一碗调补身体的汤水，给自己的美丽加油。

最适合上班族的暖身瘦身黄金粥 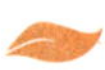

调补身体不是一件简单的事，因为适合别人的方法不一定适合你。上班族女性要根据自己的体质，选择合适的方法，更好地调补身体。如果你的身材比较丰满，同时又很怕冷，那很可能是阳虚体质，给自己煮上一碗羊肉芡实粥，既能暖身，又能瘦身。

我们通常感觉胖人比较怕热，可是很多身材丰满的上班族女性却特别怕冷，即使是在炎热的夏天，待在有空调的办公室里，她们也会感觉手脚冰凉，而且还不能吃凉东西，一吃就拉肚子。减肥也十分困难，别人稍稍节食就能够瘦下来，她们一开始节食，就只会让身体越来越怕冷，身上的肉也变得又松又软。虽然看上去很胖，她们却总觉得身体疲倦乏力，总是懒洋洋的提不起劲。

这些症状往往是阳虚造成的，“阳虚”也就是中医所说的阳气不足。《黄帝内经》中有“阳气者，若天与日，失其所，则折寿而不彰”的说法，意思是说，阳气就像是天空中的太阳，温煦地照耀着万物。如果没有太阳，万物就会消亡，而人体失去了阳气，就失去了活力，生命就会逐渐终结。

上班族女性长期待在室内，缺乏户外运动，再加上饮食和睡眠也不规律，很容易气血不足，导致阳虚。人体靠阳气的温煦和推动才能够变得温暖而有活力，阳气不足的人，身体的活力不足，就会变得很怕冷。所以，有些上班族女性在空调房里即使穿着很厚的衣服，还哆哆嗦嗦的，稍一吹风，就会腰疼、背疼。身体状况也很差，动不动就感冒，稍活动一下，就会汗流不止。

阳虚时，人的脾胃就会缺乏动力，食物进入胃里之后，胃不能很好地消化，也不能化生成气血滋养脏腑，那些消化不完全的食物就会直接排出体外，所以阳虚的人总是拉肚子。很多阳虚的上班族女性还有痛经、便溏的毛病，在炎热的夏天也不敢吃冷饮。

这些上班族女性如果也学别人用节食的方式来减肥，那身体里的气血就会更加不足，体质也会变得越来越寒。人体的血脉遇寒则凝，身体里的废物没法正常地代谢出去，身体就会变得越来越臃肿、肥胖。对阳虚体质的人来说，最好的减肥方法是温补阳气，羊肉芡实粥就是个很好的选择。

羊肉芡实粥

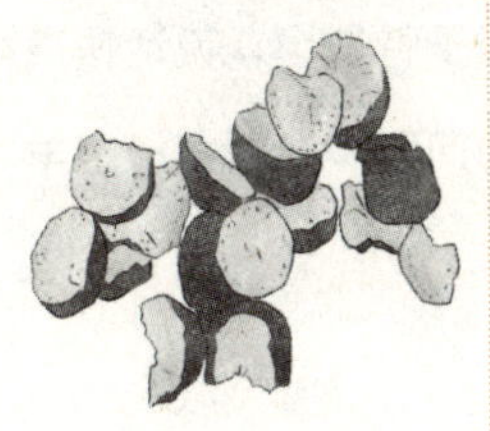

材料 芡实1/2杯，羊肉100克，粳米1/2杯，盐少许。

做法 把芡实洗净，放入清水中浸泡4小时左右；羊肉洗净，剔除筋膜，放入开水中稍烫，去除血水，切片；粳米洗净，和泡好的芡实一起放入锅中，加入适量清水煮开后，转小火熬煮半小时，然后放入羊肉片，继续煮半小时至粥软烂，加入少许盐调味即可。

服法 午饭或晚饭时食用，一年四季都可吃。

俗话说得好："冬吃羊肉赛人参，春夏秋食亦强身。"在《本草纲目》中有记载说，羊肉"暖中补虚，补中益气，开胃健力，益肾气"，是助元阳、补精血、益劳损的佳品。很多人认为夏天吃羊肉会上火，不敢随便吃。其实，中医有"春夏养阳"的养生原则，对阳虚的上班族女性来说，夏天吃羊肉能更好地养阳补虚。芡实性平，味甘涩，补益身体的作用也很强，能够补脾止泻、益肾固精、祛湿止带。

芡实和羊肉同煮成粥，能够调理脾胃、补益气血，上班族女性食用之后，不但能够很好地暖身，还能促进气血循环，加速体内废物的代谢，也有不错的瘦身功效。

美颜提醒

上班族女性中阳虚的人明显比男性多，因为女性多不爱运动。所以，上班族女性要想补足阳气，除了调理饮食外，还要注意增加户外运动，多到阳光下跑步、爬山、打球等，能很好地调动体内的阳气，增强抗寒能力。

黄芪补气粥，减肥、壮胆很管用

女人的胆子一般比男人小，但如果上班族女性胆子特别小，说话怯声怯气的，还动不动就被吓到，那她很可能就有气虚的问题。那些身材很丰满，胆子却很小的上班族女性，一定要注意补气。

生活里，这样的人很常见：块头很大，身材臃肿，看上去很吓人，可是他们一开口说话，你就会感觉他的说话声和他的身材很不符。不是声若洪钟，而是怯怯的，喘吁吁的，声音很低。在上班族女性里边，有气虚情况的人也很多。她们看上去白白胖胖的，却懒得说话，懒得动，每天无精打采的。有时候，一点小小的响动就能吓到她们，有些人甚至动不动就会被吓晕了过去。这样的身体素质根本没办法让你在办公室的激烈竞争中赢得有利地位。

气虚就是中医所说的元气、宗气、卫气的虚损，因为气不足，人就变得身体虚弱，面色苍白，呼吸短促，四肢乏力，声音低微，甚至有人还会出现头晕目眩、失眠健忘的症状。

人体的气，一方面来自先天，被称做“元气”；一方面来自水谷之气，也就是从食物中化生出来的中气；另一方面是呼吸之气。先天不足、营养不良、久病体衰以及疲劳过度等现象都可能导致气虚。

上班族女性的工作，竞争一般都很激烈，压力很大，如果不注意保持良好的生活和饮食习惯，身体就会变得虚弱，出现气虚的症状。比方说，如果体内卫气不足，人体就会容易出汗；上升的气不足，人就会变得精神委靡，头晕目眩；气化功能不足，水液代谢就会出现问题，人就显得臃肿。气为血之帅，气虚了，推动血液流动的力量也会不足，血液流动迟缓，人就会没有活力，声音也很微弱。

气虚体质的人要想成功减肥就要注意补气，把气补足了，身体里的气血流动速度自然就会加快，代谢能力也会加强，本来无力排出去的废物也能够排出去了，人就能够轻松变瘦。很多女性之所以减肥不成功，大多是因为她们尝试的减肥方法在不断地削弱气血，让本来就不足的气变得更短缺，这无异于雪上加霜。另外，有的上班族女性本来就气喘吁吁的，很容易疲倦，还一味地少吃或不吃饭，气就更不足了，血液流动就会减缓，怎么可能成功瘦身呢？对这些人来说，吃些黄芪补气粥就能够显著改善身体现状。

黄芪补气粥

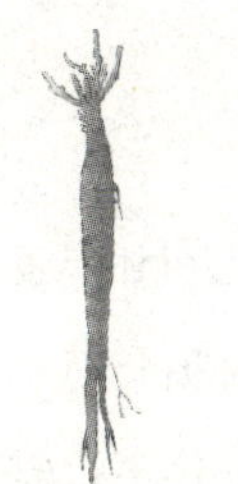

材料 黄芪10克，大米1杯，冰糖适量。

做法 把黄芪切片，放入锅中，加入适量清水，煮开后滤出汁液；大米淘洗干净，把大米放入锅中，加入黄芪煎汁，煮开后转小火熬煮。喜欢吃甜的人，可放入冰糖调味。

服法 午饭或晚饭时食用，一周食用2~3次。

黄芪性微温、味甘，有补气升阳、固表止汗、利水消肿、脱毒生肌的功效，是最常用的补气药，《本草纲目》中就认为黄芪是补气药之首。民间也有“常喝黄芪汤，补气保健康”的俗语。如果你的肚子上有赘肉，怎么减也减不掉，常喝些黄芪茶或黄芪补气粥，效果一定会让你很惊讶。如果你嫌煮粥麻烦，平时用黄芪泡茶喝，也是个不错的补气方法。

美颜提醒

黄芪虽好，却并不适合那些身体干瘦、结实的人，这些人往往阴虚火旺，如果用黄芪，只会加重症状。而且黄芪也不宜在经期或感冒时服用，因为它有固表的作用，能够防止外邪入侵，感冒时，病邪在体内，需要发散出去，而不是保留下来。

梨形身材速变S形曲线的饮食秘方

有些上班族女性不但身材较胖，还常常肿着眼泡，显得面部臃肿，毫无精神。很多人认为这是熬夜造成的，可是有人即便不熬夜，眼睛也像金鱼一样。其实，眼肿往往是体内有痰湿引起的，祛除痰湿才是改善肿眼泡的“终极武器”。

拥有迷人的“电眼”会让上班族女性看上去更加魅力四射，可让很多女性沮丧的是，她们总是顶着一双肿眼泡。即使很少熬夜，第二天起床时仍然有一双大大的“金鱼眼”。很多人都想着要尽快摆脱肿眼泡的困扰，却往往不得要领。其实，肿眼泡通常是体内有痰湿造成的，特别是那些身材肥胖的人，大多体内痰湿较重，才会使津液内停于眼睑，形成肿眼泡。

中医所说的“痰”不同于我们一般意义的“痰”，而是指人体内津液的异常积聚。体内有痰湿的人，大多脾胃功能失调。中医认为，脾为生痰之源，主健运，体内的水液要经过脾胃的运化进行代谢，一旦脾失健运，就会造成水湿停滞，久而成痰。脾功能正常时，水液能够及时地代谢出去，人就显得苗条精神。

而一旦痰湿内停，脾气不升，眼睑就会肿起来，身体内也会堆积很多痰湿，身材变得越来越胖。

俗话说："鱼生火，肉生痰。"爱吃肉的人容易出现痰湿症状就是这个道理。肥甘厚味吃得太多，脾胃无法完全运化，就会形成痰湿，出现胸闷气短的症状。肺为储痰之器，肺功能失调的人往往会出现痰湿内停的症状。

"痰湿"中的"痰"也不是普通的水分，它十分黏腻。体内痰湿重的人，多大腹便便，身体笨重。这些人往往呈现出典型的梨形身材，四肢浮肿，腹部很肥满。另外，痰湿还会阻碍气血的运行，使人变得容易疲倦。对痰湿体质的人来说，最有效的减肥方法就是多喝菊花薏仁粥，能化痰、健脾、祛湿。

菊花薏仁粥

材料 菊花10朵，薏仁1/2杯，橘皮2块，大米1/2杯。

做法 把橘皮洗净，同菊花一起放入锅中，加入3碗清水，煮至2碗，滤出汁液；把薏仁和大米洗净后，放入锅中，加入药汁，再加适量清水，煮开后，转小火熬煮至黏稠即可。

服法 午饭或晚饭时食用。

菊花性微寒，味辛、甘苦，有很好的清肝明目、疏散风热的功效，用它来煮粥还能够清心除烦，去胃火。久用电脑的上班族女性多喝菊花粥能够缓解眼睛疲劳，消除眼睛浮肿，减轻视力模糊的症状。如果你没有时间煮粥，泡些菊花茶喝也有不错的明目功效。

薏仁则是常用的祛湿食物。它性凉，味甘淡，有健脾渗湿、除痹止泻的功效。《本草纲目》中就记载了薏仁能够"健脾益胃，补肺清热，祛风渗湿。炊饭食，治冷气。煎饮，利小便热淋"。对四肢浮肿，有肿眼泡的女性来说，吃薏仁粥能够很好地消除眼部的水肿。在夏天吃薏仁还能够很好地消暑健身，是最佳的清补食物。另外，薏仁还是很好的美容食品，常吃能够美白皮肤，消除斑点，让脸色更白皙，富有光泽。

橘皮则有很好的理气和中、燥湿化痰的作用，加入粥中，能够健脾消滞，润肺止咳。这三味同煮成粥，能够很好地祛除体内痰湿，消除水肿，从而达到很好的美颜瘦身的效果。

美颜提醒

为了防止体内“痰湿内停”症状的出现，女性朋友要尽量少喝生冷饮料，不要淋雨，不要长时间待在潮湿阴暗的地方。适当增加运动量，如散步、慢跑、跳舞等，能促进气血流动，对消除体内痰湿也很有帮助。

要健康瘦身，喝山药茯苓乳鸽汤

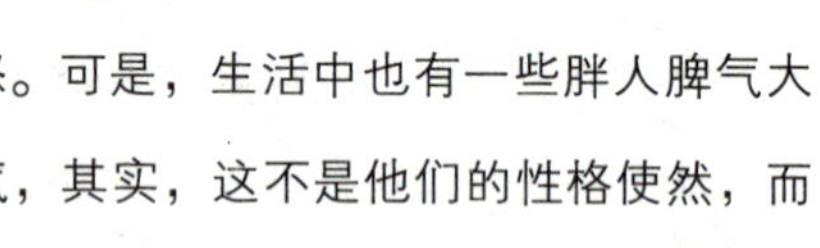

胖人多比较和气，不会轻易动怒。可是，生活中也有一些胖人脾气大得很，一点小事就能让他们大发脾气，其实，这不是他们的性格使然，而是他们的体内有湿热造成的。平时多喝些山药茯苓乳鸽汤，能够清热祛湿，显著改善因湿热引起的肥胖。

有些人虽然身材肥胖，但身体其实并不结实，一捏身上的肉，松松软软的。这些人往往吃得并不多，却“喝口凉水都长肉”。其实，他们的身体是很虚的，经常感觉疲惫，四肢也有浮肿的症状。和这些人不同的是，有些身材肥胖的人，食欲很旺，吃得多，油光满面的，脸上还容易长痘痘。在上班族女性中，这样的人也很多见，她们往往很急躁，一点小事就会让她们动怒。其实，容易动怒往往是因为体内有湿热引起的，需要祛湿、清热才能够成功瘦身。

肥甘厚味的食物如果摄入太多，就会在体内生热，导致脾胃功能减弱，容易使水湿停留于体内。湿和热结合在一起就成为湿热。夏天下雨的同时，热度不减，就形成了我们所说的“桑拿天”，让人感觉又闷又湿，很不清爽。

同样的道理，五脏六腑被湿热交替熏蒸，人体也会出问题，出现排泄不畅的现象，本来该排出的废物都堆积在身体里，表现出来就是皮肤油腻，不断地冒痘痘。很多人还会出现口气不清爽，大小便气味很大，性情急躁等现象。

有些上班族女性饭量很大，食欲一直很旺盛，身材也随之不断膨胀，这也是体内有湿热造成的。尽管她们吃得很多，却不能很快地消化掉，脾的运化功能不强使得她们体内的水湿内停。如果体内湿气比较严重，大便就会黏滞。如果体内热气比较严重，大便就会燥结。反映在脸上就是，即使早已过了青春年纪，脸上的痘痘却还是层出不穷，尝试了各种各样的祛痘方法都不能彻底根治。一般来说，出现这种情况，你就应该想到是体内的湿热在“作怪”了。要祛除湿热，你可以常喝山药茯苓乳鸽汤。

山药茯苓乳鸽汤

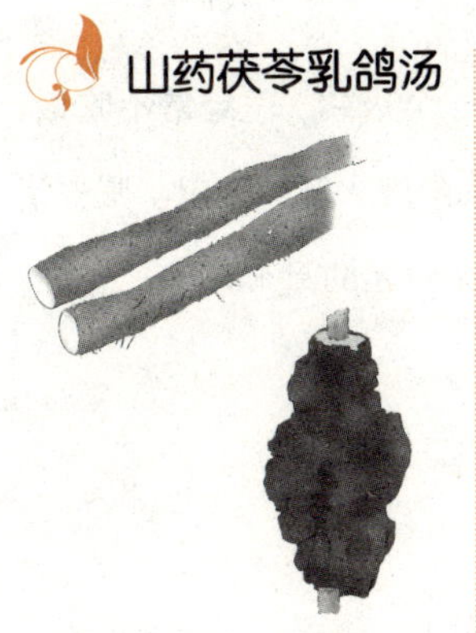

材料 乳鸽1只，山药1根，茯苓20克，姜1块，盐适量。

做法 乳鸽去内脏，洗净，放入开水中焯烫一下，去血水，捞出沥干；姜洗净，切片；山药去皮，洗净，切块；锅中放入适量食用油，油热后放入姜片煸炒出香味后，放入乳鸽，炒香；把乳鸽捞出放入沙锅中，加入适量开水，放入茯苓，小火煲1小时左右，再放入山药块煮至烂熟，加盐调味即可。

服法 午饭或晚饭时食用。

在这款汤水中，山药是很好的健脾食物，性平，味甘。《本草纲目》中记载说，山药能够“益肾气，健脾胃，止泄痢，化痰涎，润皮”，常吃山药，既能够补脾胃的不足，还能清除脾胃的虚热；茯苓性平，味甘、淡，利水渗湿的作用极佳，还能够健脾和胃，宁心安神；乳鸽则性平，味咸，肉质细嫩，是不可多得的滋养佳品。用乳鸽炖汤，能够滋补肝肾，调养气血、清肺顺气、强健身体。这三味同煮，既能清湿热，又能健脾胃，从而很好地排除体内的水湿，有利减肥。

美颜提醒

体内有湿热的女性需要特别注意，千万不可食用辛辣、燥热的食物，如辣椒、羊肉等，这些食物会助热生湿，加重体内湿热的症状。很多脸上有痘痘的女性爱吃辣椒，可吃过辣椒后的第二天，脸上会冒出新的痘痘，原因就在这里。

滋阴鸭汤帮你“浇”灭火气，不做“火美人”

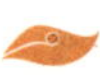

很多女性都是以瘦为美的，这让她们走了一个极端——经常不吃饭，这样容易导致气血不足。而血不足，人就会出现阴虚火旺的情况。喝些清凉的鸭汤能够降火滋阴，从而很好地改善因阴虚引起的五心烦热、盗汗、口舌干燥等问题。

想变苗条的女性都特别羡慕那些吃什么都不长肉的人，她们的体内就像有一个火炉一样，“动力”十足，新陈代谢特别旺盛，吃很多东西，身材依然能够维持苗条。可这些人也有烦恼，她们往往风风火火的，做什么事都是一副急火火的样子，吃饭、走路都要比别人快上几分，做事十分急躁。而且这种火气常常会影响到她们的身体，让她们口干舌燥，皮肤也干巴巴的，缺乏滋润。这其实就是中医所说的阴虚症状。

我们都知道，人体最理想的状态就是阴阳平衡，这样才能够身体健康，精神健旺。阴气不足或阳气不足都是不正常的。而阴虚就是阴气不足的一种状态，阴虚就会火旺，体内的火气太旺了，水就会不足。这里说的“水”不是我们平时喝的水，而是我们体内的津液。津液不足，不能制住体内的火气，人就会出现五心烦热、盗汗、消瘦、口干舌燥等症状。

爱美的女性如果有阴虚症状，脸上缺乏津液的滋养，就会变得干燥，早早地生出皱纹，出现斑点。如果这种情况得不到及时的调理，身体里长时间燃着一团火，人就会变得烦躁易怒、失眠多梦，情绪起伏大，而且“火药味”十足。一个脾气很大的女人，显然是谈不上优雅和可爱的。

在这样的情况下，如果你一味去火，则可能出现阴阳两虚的情况，这样只会让身体变得更差。为了安定心神，稳定情绪，阴虚的女性就要注意滋阴。当体内的津液充足了，火气自然就会慢慢平息。鸭汤滋阴的效果不错，女性朋友们可以经常喝一些。

滋阴鸭汤

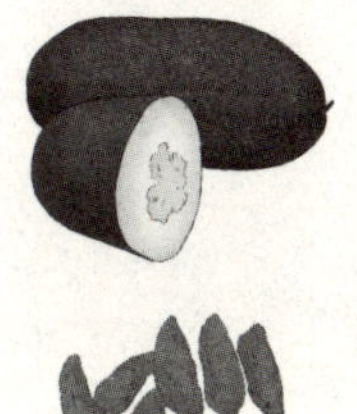

材料 鸭子1只，枸杞10颗，冬瓜、葱、姜、料酒、盐各适量。

做法 鸭子去内脏，洗净，剁成大块，放入锅中，加入清水，煮开后捞出，去血水；冬瓜去皮，切块；把鸭块放入沙锅中，加入足量清水，放入葱段和姜片，烧开，加入料酒去腥味，小火慢炖1小时，再放入枸杞煮熟，加盐调味即可。

服法 午饭或晚饭时食用。

鸭子性寒，味甘，能够补脾养胃，健肾祛热，消肿止泻、化痰止咳。体内有热的人或者是时值炎热的夏季，食用鸭肉能增进食欲、补益身体。《本草纲目》

中有记载说：鸭肉“主大补虚劳，最消毒热，利小便，除水肿，消胀满，利脏腑，退疮肿，定惊痫”。鸭肉煮汤，最为补阴益血，清除火气，适宜阴虚火旺的上班族女性食用。

枸杞性平、味甘，能够养肝滋肾，益精明目，是颇受大家青睐的滋补品。在煮鸭汤时，加入一些枸杞，能够使汤水的滋味更诱人，滋阴去火的功效也更显著。

民间有“嫩鸭湿毒，老鸭滋阴”的说法，所以滋阴去火时选用的鸭子最好是老鸭，它的滋阴功效更好。单从口味上说，嫩鸭煲出来的汤腥味较重，而老鸭则鲜美可口。

这款滋阴鸭汤一年四季都可以熬来喝，你也可以在煮汤时放入一些时令的果蔬，养生功效更好。如春季可加入祛湿的薏仁，夏季加入消暑的荷叶或冬瓜，秋季加入滋润的木瓜，冬季放入鲜美的冬笋。

美颜提醒

上班族女性要想更好地滋阴去火，就要避免熬夜，尽量保证在晚上10点左右睡觉。良好的睡眠能够保证肝血充盈，从而避免肝火旺盛。很多人熬夜过后，会有眼睛发红、口干、咽干等症状，这其实就是肝火太旺的表现。

最靠谱的美白祛斑法 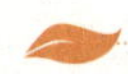

很多人身上常常会出现青一块紫一块的淤痕，仔细一回想，却又没有磕到、碰到，民间把这些莫名其妙出现的痕迹叫做“鬼拧青”。它的科学解释就是，这个人的体质出了问题。简单地说，就是血脉不通畅，淤阻了，就像管道被堵了一样。这些人往往比较消瘦，还很容易长斑，喝些山楂红糖水就能够化解。

稍加注意你就会发现，生活里很多瘦削的女性往往脸上都有斑，而且皮肤干干的。为了祛斑，她们大都尝试过各种各样的护肤品，可效果却不好。在中医看来，这些人往往体内有血淤，要想把皮肤调理得白白净净的，你就要从活血化淤开始。

人体内的血气是不断运行的。经络就像是四通八达的“小溪”，遍布全身，联系着脏腑、组织和器官，内部脏腑、筋脉以及外部的皮肤、毛发都要得到气血的濡养和滋润才能健健康康的。一旦气血循环受阻，人体就会出现各种各样的疾病。有些人莫名其妙地身上就青了一块，但是感觉不到疼痛，这可能是血淤的表现。本来皮肤能够得到血的滋养，所以看上去白皙、润泽，可是一旦气滞血淤，血液的运行受阻，它就会停留在身体的某一个部位，表面看起来就是一个明显的青紫色淤痕。

面部的皮肤同样会如此，没有血淤的时候，皮肤干净、清透，毫无瑕疵，可是如果出现淤血的情况，气血的运行速度就会变慢，本来该被血液带走的废物就会停留下来，形成色素沉淀，人就会肤色晦暗，斑点丛生。如果不能活血化淤，改善血淤的情况，不管你用什么样的美白产品也没法完全祛斑。

有血淤问题的女性往往有痛经的毛病，中医认为“通则不痛，痛则不通”，血行不畅，经血的排出受阻，就会产生疼痛感。很多女性的经血颜色发暗，还常常伴有血块，这就是血淤造成的。

血行不畅的人，常常脾气很暴躁，发起火来很吓人。这就像是治水，如果河道长时间不疏通，总是堵着，堵久了，河水就会泛滥起来。人体内的气血长时间不顺畅，就要有一个宣泄的出口，否则，脾气自然好不到哪里去。在这样的情况下，如果你还不注意调理身体，时间长了，就容易患上一些血管阻塞的毛病，所以及时地活血化淤才是关键。有血淤问题的女性常喝一些山楂红糖水就能很好地美白、祛斑。

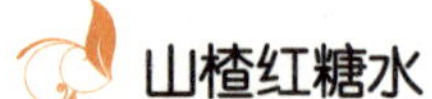

山楂红糖水

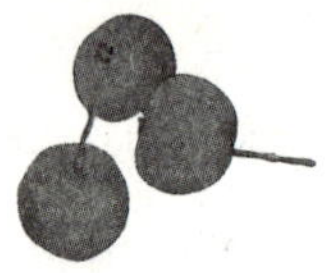

材料 山楂10片，红糖1勺。

做法 把山楂片放入沙锅中，加入适量清水，煮开后，转小火煎煮5分钟，加入红糖调味即可。

服法 痛经时或平时代茶趁热饮用。

山楂性微温，味酸甘，有很好的健胃消食、活血化淤、收敛止痢的功效。有血淤症状的女性平时就可以吃些山楂，能够很好地活血化淤，促进气血循环。胃口不好的人，吃些山楂还能够健脾开胃。消化不良，容易胃胀的女性也可以吃些山楂来消食。

红糖性温，味甘，有益气补血、健脾暖胃、缓中止痛、活血化淤的功效，是补血佳品。月经不调或痛经的女性吃些红糖，能够很好地暖身补血、破淤止痛，但红糖不宜多吃，否则容易上火。

美颜提醒

爱美的女性除了可以常喝红糖水外，还可以用红糖来做面膜。把红糖和蜂蜜混合在一起，稍稍加热，溶化后放凉，然后敷在脸上5～10分钟，洗净，能够滋润皮肤、美白祛斑，经常使用还能够让皮肤变得光滑、细腻。

“林妹妹” 要多喝郁金鸭汤， 能活出花样人生 

有些女性就像是现代的“林妹妹”，无论是在工作中，还是生活中，都有很多让她们发愁郁闷的事情，什么时候都是眉头紧蹙，毫无欢颜。她们不但瘦弱还很内向，心事也不轻易向人诉说。这些人往往有气郁的问题，喝些郁金鸭汤就能够很好地缓解症状。

在很多人心目中，上班族女性都是光彩照人的，脸上洋溢着自信，做事也很从容干练。可有些上班族女性就像是这些人背后的影子，个性不开朗，总是一副闷闷不乐的样子，看事情也喜欢往不好的一面看，情绪经常低落。她们往往瘦小又内向，总是不那么舒展大方，堪称现代版的“林妹妹”。在中医看来，这些症状往往是气郁的表现，疏肝解郁才能够缓解这些不良情绪。

中医认为，人身诸病，多生于郁。人体的生理活动都以气为动力，气能够活跃脏腑，疏布津液，宣畅血脉，消化水谷。如果经常心情不痛快，气不顺，就会使肝气郁结、疏泄失常，从而出现气郁的毛病。气郁则血行受阻，所以血也会淤滞，水液的运行就会出现问题，从而出现痰凝的症状。湿气无法运化，还会形成湿滞，影响消化功能，出现食积。时间久了还会化热生火，出现上火等症状。可以说，气郁是造成人体多种疾病的根本原因。

气郁的人总是敏感多疑，闷闷不乐，情感也十分脆弱，一点小事就会让他们心情烦乱，心里有发愁的事情时，往往只是自己消化，不会找朋友倾诉，想得越多越郁闷，情绪就变得更差。如果不能及时排解，就会出现抑郁症。

气郁的人如果想走出抑郁的阴影，活出精彩的人生，可以多喝郁金鸭汤。

郁金鸭汤

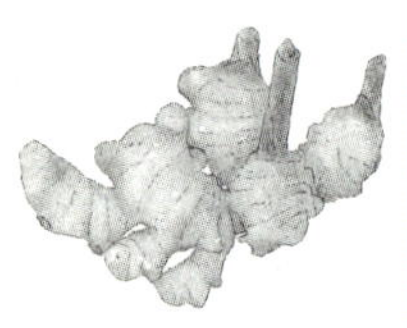

材料 老鸭1只，白萝卜半根，郁金9克，料酒、姜、葱、盐各适量。

做法 把郁金洗净，放入纱布袋中，口缝好；老鸭去内脏，洗净，斩成大块，放入锅中，加入清水煮开，焯烫，捞出，去血水；白萝卜洗净，切块；把鸭块放入沙锅，加入适量清水，放入葱、姜和料酒，大火煮开后转小火炖1小时以上，然后加入白萝卜块，煮熟，加盐调味即可。

服法 吃肉喝汤，可经常食用。

郁金性凉，味辛、苦，有行气化淤、清心解郁的功效，能很好地缓解胸腹胁痛、热病神昏等症状，是最适合用来行气解郁的；白萝卜性凉，味甘、辛，能够清热生津，凉血止血，下气宽中，消食化滞，开胃健脾，顺气化痰。气郁的人多有腹胀的毛病，多吃白萝卜能很好地顺气，从而缓解腹胀；老鸭则能补虚损，养肝肾，还能够清火，是清补佳品。这几味同煮，既能疏肝理气，又能补益身体。经常喝一喝这味汤，就能够摆脱抑郁情绪，拥有一份好心情。

美颜提醒

气郁多因肝气郁滞而起，上班族女性如果经常感觉心情烦躁，想要发火，就要注意疏肝理气。待在办公室时，你可以经常给自己泡一杯玫瑰花茶，能够很好地疏肝顺气，而且花香宜人，还能提神醒脑，让人心情愉快。

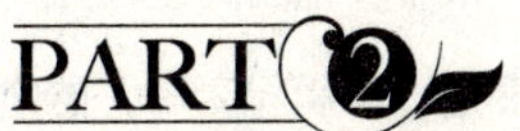

学会管理你的身体
开启健康美丽第一步

每一位女性都期待着自己从头到脚都十分完美，可是维持长期的完美状态是需要大量投入的。那是不是就意味着要花费大量时间和金钱呢？其实不然，有一些小技巧根本无须花钱，你所要大量投入的也是时间、细心和耐心，如果你能长期坚持练习这些小技巧，就能够取得意想不到的收获。

美丽不是一两天的事，而是一个持之以恒的过程。把能让自己变美的习惯融入到生活中，你就会一天漂亮过一天！

“向太阳致敬”，提神醒脑、缓解疲劳 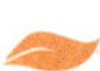

有些女性总感觉自己怎么睡都睡不醒，其实这是身体的细胞没有被激活的缘故。如果早晨起床后，你花上几分钟时间来练习一下瑜伽里的“向太阳致敬”式，就能够活跃你的身体，振奋你的精神，让你立刻活力十足。

很多女性因为工作压力大，精神总处于紧绷的状态，所以睡了很长时间也不能解乏，早晨起床后，感觉头脑昏沉，精神不好，像没睡好一样。以这样的状态去工作，工作效率很低，情绪也很低落。要想改善这种状态，适当运动是很有必要的。如果能够在早晨起床后练习一套“向太阳致敬”式的瑜伽动作，就能够提神醒脑，让你活力十足。

这个动作看似简单，却能够在早晨时分就刺激到你全身的肌肉，促进新陈代谢，还能温柔地按摩胸腹部的脏腑器官，有助于调节脏腑之间的平衡。如果你有时间做其他运动，这套体式还可以当做热身的动作，能够拉伸四肢和腰腹部的肌肉，防止运动损伤。没时间做其他运动的话，这个体式也能够振奋精神，缓解疲劳的状态，是进入工作状态的最好运动。

这套体式的动作很简单，但因为身体需要后弯，初次练习的人会感觉有些不适应，所以练习时，你只要做到能够承受的限度即可，不必强求到位，以免拉伤身体。经过一段时间的练习之后，你会发现自己的力量感和柔韧性都有了增强，动作也会做得越来越到位。

首先站直身体，目视前方，双手放松，两脚并拢，举起双臂，双手在胸前合十，保持正常的呼吸。

双脚不动，双臂高举过头，保持双手的合十状态，慢慢吸气。

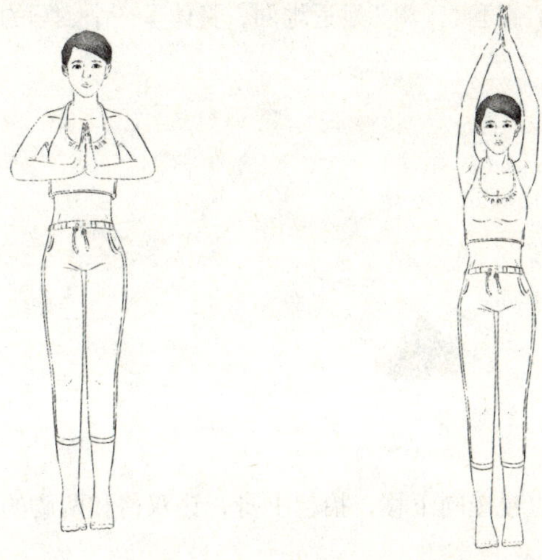

呼气时，上身从腰部起慢慢向后方弯曲，头也最大限度地向后仰。从侧面看时，身体呈一个大大的“C”形。如果你的腰部弯曲不到这样的程度，也不用勉强，只要感觉脊柱有向后的弯度即可。

深深吸气，然后一边呼气，一边慢慢抬起身体，向前弯曲，双手分开，双掌掌心贴地，双腿挺直，不要屈膝。让头部尽量贴近腿部，就像上身和下身叠在一起一样。这个动作做不到位的人，可以尽力向下，只要让头部靠近腿部即可。

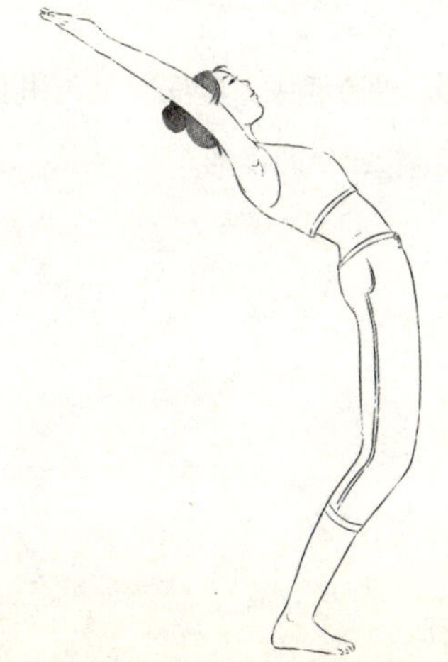

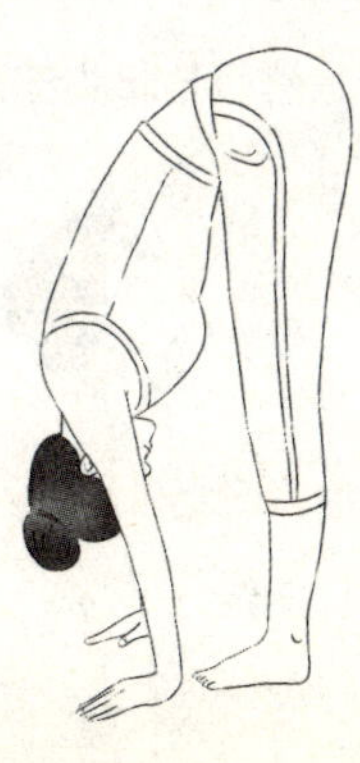

保持双手贴地的姿势，慢慢吸气，然后双脚向后伸展，伸到最大限度时，臀部向后上方抬起，背部挺直，额头贴近地面，身体呈一个倒写的“V”字。

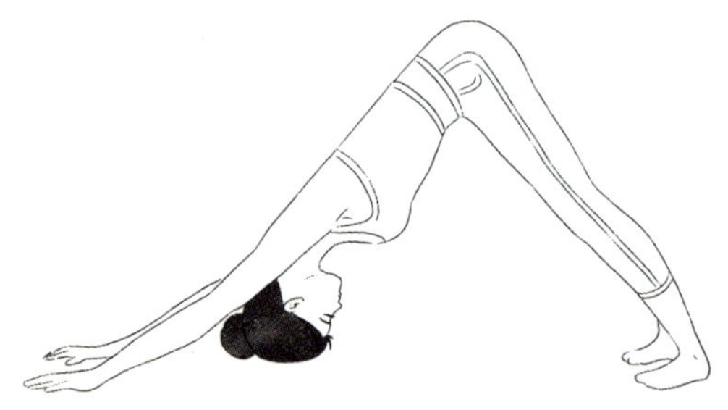

边呼气，臀部边慢慢向下移，抬起上身，让双臂和两脚的脚尖撑起整个身体，身体呈一条直线。

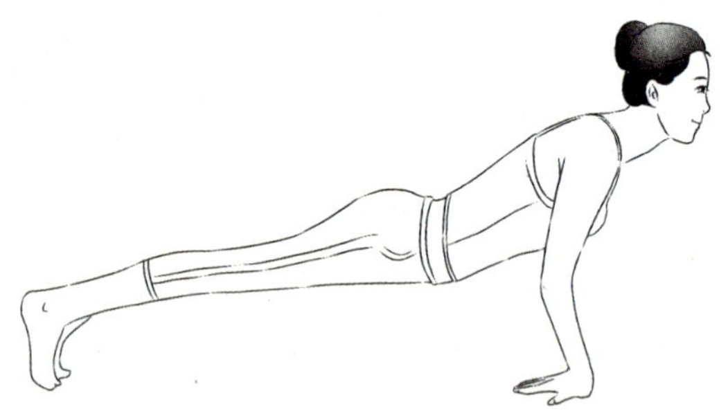

慢慢放低两膝盖，让膝盖着地，放下整个腿部，伸直脚尖，脚底向上，用双臂撑起上半身，然后抬起头部，目视上方，让背部挺起，呈凹拱形。

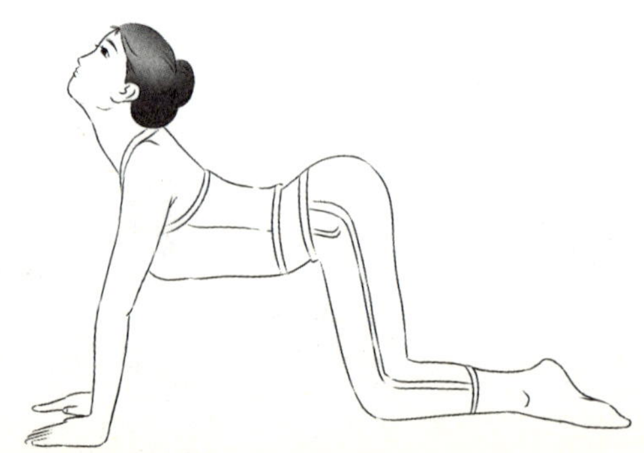

再慢慢抬起臀部，回到之前身体呈倒“V”字的动作。之前的动作反向重复一次，然后回到最初的姿势。

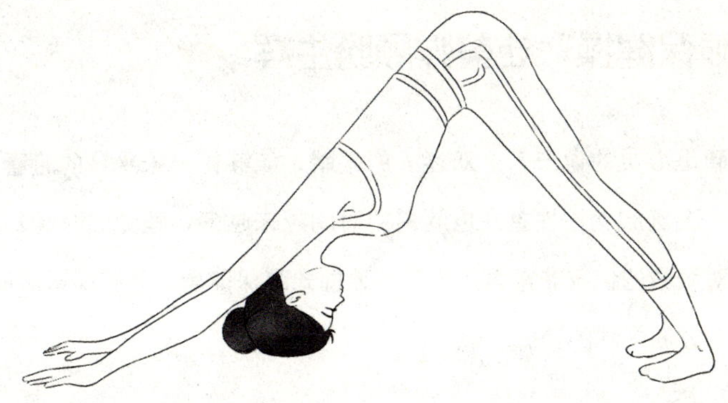

这套动作能够活跃全身的器官和组织，让整个身体的细胞都得到刺激，尤其适合身体僵硬和体力较差的上班族女性练习。经常做一做，你腰背部的曲线会变得越来越自然、舒展，小腹凸起的人经常练习，腹部也会越来越平坦，而且上班更加精神，穿衣服也会越来越有型。

美体提醒

“向太阳致敬”式能很好地调节内分泌，所以内分泌失调的女性可以多加练习。要注意的是，这个体式最好是面向着太阳练习，能够借太阳的能量来帮助身体运转，养生保健的效果更佳。

“瑜伽式眼保健操”让美眸顾盼生辉 

眼睛是心灵的窗户，一双迷人的眼睛，能够让一张平凡的脸看上去生动许多。上班族女性埋首在电脑前的时间越来越多，睡觉的时间却越来越少，这对眼睛的伤害非常大。练习“瑜伽式眼保健操”能够缓解眼睛疲劳，还你一双顾盼生辉的美眸。

上班族女性在电脑前工作的时间很长，有时候在夜里还要加班，用眼的时间可以说达到了极限。这对眼睛来说，可不是好事。如果不注意保养，眼睛很可能会罢工，出现各种各样的眼病，比如说眼睛发红、干涩、视力模糊、近视等，而且眼睛也会失去应有的神采。

经常滴一滴清热明目的滴眼液，或者时常闭目养神几分钟，能够暂时缓解眼睛的疲劳。但因为用眼时间太长，这些办法治标不治本。在这里，我介绍大家一套“瑜伽式眼保健操”，经常练习，能够让你轻松拥有一双明亮的眼睛。

集中注视动作：

放松身体，放松心情。端正地坐在椅子上，挺直腰背，眼睛睁到最大限度。眼珠向上看，注视两眉之间的中心位置，有规律地呼吸，保持这个状态10秒钟。如果你还能坚持，时间可以更久一点，直到眼睛感觉疲劳为止。

慢慢向下转动眼珠，平视前方，放松眼睛，保持10秒钟。眼睛向下看，注视鼻尖，坚持到眼睛感觉疲倦为止。

再慢慢向上转动眼珠，平视前方10秒钟，以上动作重复两次。需要提醒的是，有些人在初次做这些动作时，感觉会很不舒服，不要强求，以你能做到的限度为宜。

两侧注视动作：

放松身体，端坐在椅子上，眼睛直视前方。然后两眼尽量向右看，有规律地呼吸，保持这个动作10秒钟。

然后慢慢回到直视的状态，休息5秒钟。两眼尽量向左看，有规律地呼吸，保持10秒钟。接着恢复到直视的状态，休息5秒钟。以上的动作重复两次，在整个过程中，你要感觉到眼珠在用力和放松之间交替，这样才能起到最好的效果。

转眼注视动作：

放松身体，端坐在椅子上，双眼睁到最大，然后尽量向左看，保持1秒钟，接着双眼尽量向下、向右、向上看，各保持1秒钟，再双眼尽量向右看，保持1秒钟，接着双眼尽量向上看，保持1秒钟。以上动作重复10次，或者你也可以坚持到双眼感觉疲劳为止。

值得提醒大家的是，眼珠的转动是有节奏的停顿，一定要注意保持1秒钟的时间，否则起不到锻炼眼肌的效果。

上班族女性经常练习这套眼部瑜伽，能够缓解眼睛的酸涩感，消除疲劳，使眼部的肌肉充满活力，另外，它还能防止视力下降。

美目提醒

上班族女性在办公室时，如果没时间做这套瑜伽动作，也可以每过半小时就抬起头来，向远处眺望一会儿，然后收回目光，盯住自己的鼻尖几秒钟。这样反复练习，也能够起到舒缓眼疲劳的作用。

完美背部曲线轻松练出来——“瑜伽眼镜蛇”式

女人的姿态是否优美，通过背影就能够体现出来。完美的颈部曲线和腰背曲线能够让女人的身姿更加诱人，但是，上班族女性长时间保持同一姿势，往往会出现颈、腰、背僵硬的问题，而练习瑜伽中的“眼镜蛇”式就能够很好地改善这一情况。

漂亮的背部曲线会让女性的身材更加婀娜多姿，可是因为工作的需要，她们多数都是长时间埋头在办公桌上。持续这样的姿势一段时间之后，人就会感觉颈部僵硬，腰背酸痛，为了缓解疼痛，她们只能弓背侧颈，很难维持优美的姿态。

有的女性想到了在背部垫上厚厚的靠垫，或者是时不时地左右环顾一下以锻炼颈部，但是这样的办法只能暂时性地缓解颈部和背部的酸痛感，没法彻底根治。其实，要想拥有优美的姿态，你完全可以通过练习瑜伽来实现。

瑜伽动作中有一个体式叫做“眼镜蛇”式，就是把身体“扭曲”成一条活动的蛇的样子，以松筋活骨，锻炼颈部和腰背部的肌肉。

蛇的身体十分柔软，能够随意扭曲。经常练习眼镜蛇的扭动姿势，能够使僵硬的身体逐渐变得柔软起来，从而让颈部和腰背的曲线更加动人。而且，你的腰臀衔接处还会出现一个十分性感的弯曲弧度。

这个动作十分简单，就是模仿眼镜蛇的样子。随着身体的扭动，五脏六腑都能得到很好的按摩，从而加速腹部的血液循环，让人变得更有活力。而且这个练习还能够促进肠道的蠕动，对缓解便秘也有帮助。

首先，俯卧在地上，双腿并拢，脚尖伸直，脚背贴地。双手平放在身体两侧，下巴贴近地面。

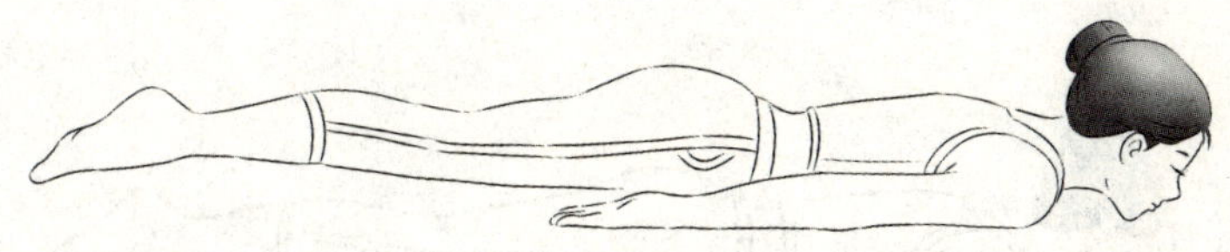

轻轻弯曲双臂，手掌打开，放在胸部两侧。下半身保持不动，深深地吸气，然后慢慢伸直手臂，同时抬起上身，头部、胸部、腰部依次抬起，双臂伸直后，感觉腰臀部位的肌肉紧绷。

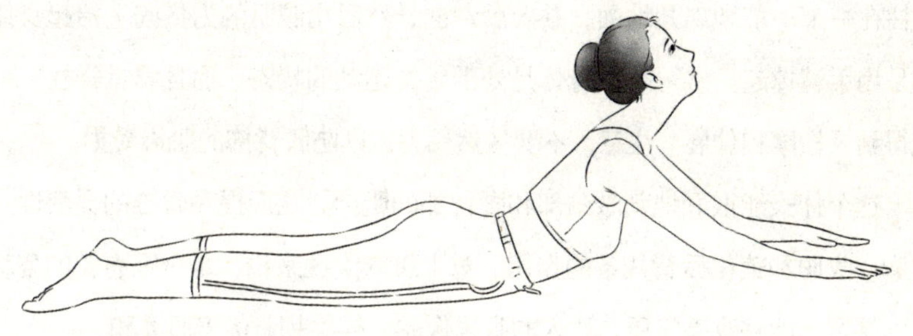

慢慢呼吸，边呼气，边向右侧转动头部，下巴贴近右肩。保持这一姿势，正常呼吸几秒钟。头慢慢转回正中，再慢慢转到左侧，下巴贴近左肩，保持这个姿势几秒钟，正常地呼吸。

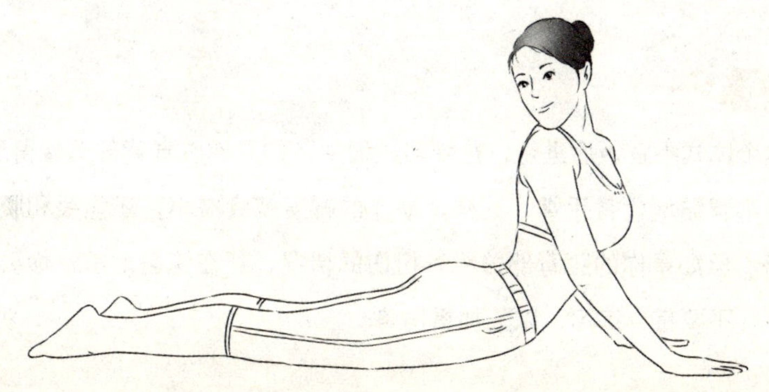

再把头慢慢转回正中，放下双臂，腰部、胸部、头部依次放下，贴近地面，下巴也贴地。保持这一姿势，休息一会儿。

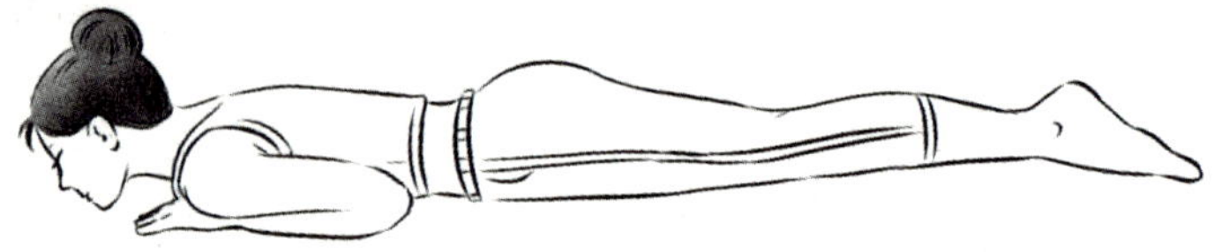

在练习这个体式时，你要一直收紧双膝和臀部的肌肉，有控制地保持深长的呼吸。在抬起上身时，要以背部肌肉用力，让双肩和身体逐步抬高，感觉就像是脊柱在一节一节地离开地面，并向后弯曲，然后用腹肌的力量向上抬起身体，而不是用手臂撑起。练习时，身体是处于缓缓运动的状态，而且感觉脊柱一节一节地得到了按摩和伸展。注意，不要猛然用力，以防腰背部的肌肉受损。

这个体式能很好地刺激颈部和腰背部的肌肉，从而提高脊椎的灵活性，起到健胸、收腹和美化后背线条的作用。对上班族女性来说，是个很有益的姿势，长时间练习，能够改善气质，让人的身段像蛇一样柔韧、优美而柔和。

背部的用力还能够振奋精神，情绪也会随之变得愉快、轻松。而且，臀部也会在练习中得到收紧，所以你坚持练习一段时间后，会发现你的臀部突然变得翘起来了。另外，这个体式消除僵硬、美化颈背线条的作用极强，很适合有颈椎病或背部僵硬的人练习。

美体提醒

这个体式不宜饭后进行，在练习过程中，如果你感觉背部僵硬得厉害，可以用小臂贴地代替手掌，这样，动作的幅度就会减小，还能缓和腰部的不适感。但如果你的腰背部曾经有扭伤的情况，那在练习之前，你要先咨询医生，不要盲目练习，以免加重伤势。

微整形时代的美鼻法——“瑜伽摩鼻法”

有人说一个人的脸是不是好看，关键就在于他的鼻子是不是挺拔、俏丽。你是不是嫌自己的鼻梁太塌，鼻头太肉？不要为此沮丧，我们的鼻子是可以塑形的。经常练习“摩鼻法”就能够帮你塑造一个挺拔、俏丽的鼻子。

高挺的鼻梁会让人的脸显得更立体，也更引人注目，因此很多女性总嫌自己的鼻梁不够高挺，鼻头也太肉。有的爱美女性甚至还想通过动刀来改进。难道拥有一个挺拔、俏丽的鼻子只能通过整容这条路才能实现吗？其实不然。只要你花点心思，每天动动手，就能给自己“捏”出一个高鼻梁来。

可能有人会说，鼻子又不是橡皮泥，怎么可能捏变形呢？你摸摸鼻子感觉一下就会发现，鼻梁的骨头不同于身体的其他部位，它的上半部分是硬的骨骼，而下半部分则是柔软又有弹性的软骨。我们给鼻子塑形，就是要重点按摩软骨的部分。软骨是一种浓密的胶状物质，半透明，又有弹性，所以只要你坚持按摩，就能起到微整形的作用。

怎样按摩呢？

首先，用双手食指从眉头下方的凹陷处开始，顺着鼻骨按压，直到鼻翼上方，然后从鼻翼上方一直按压回眉头下方，这样来回按压几次，用力不要太大，感觉鼻子有压迫感即可，按压1分钟左右。

然后，用右手大拇指和食指中间的一节夹住鼻梁两侧，用力往外提，边提，手指边向外滑动，直到滑过鼻头。做这个动作的时候，你要始终感觉整个鼻子都被往外拉。拇指和食指夹紧的部位重点在鼻子的软骨部分，稍稍用力，以感觉有轻微的痛感为宜。速度可放慢，但这个动作要重复多次，提拉时间在2分钟左右。

两手的大拇指贴在鼻梁两侧，用关节处压迫鼻梁，然后用力夹紧鼻梁并往外提。速度要稍快，力道也要加大，以感觉疼痛为宜，提拉2分钟左右。

两个大拇指贴近鼻梁两侧，做上下直线运动，动作要快，按约1分钟。

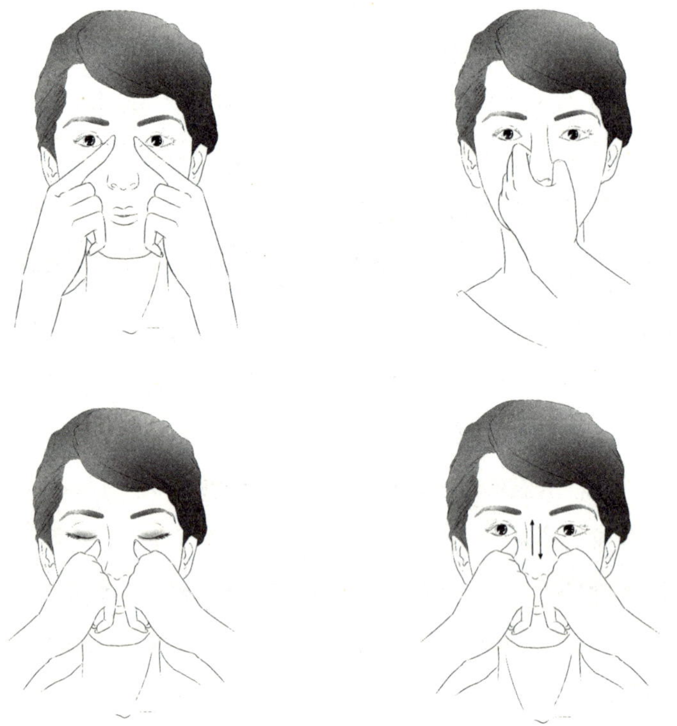

接着，整套动作再重复一次。一般按摩完之后，鼻子会有些发红，但是整个鼻子都得到了很好的放松。虽然动作很简单，但只要长期坚持，你就能发现自己的鼻子在一点点地起变化。不过你一定不要心急，在刚开始按摩鼻子时，要坚持每天都做，按摩的次数不限，闲下来的时候就按摩一会儿，坚持一个月后，你可以减少按摩的次数，隔天按摩，给身体一个适应的过程。如果你看到自己的鼻梁有了让你惊喜的变化，也不要放松，可以按摩1天休息2天。

经过长时间的按摩，鼻子处的软骨就会比较容易被改变形状。在整个按摩过程中，你一定要坚持做上提和上拉的动作，这样才能够塑造高挺的鼻梁。如果你想要改变鼻头的形状，可以在鼻头处多用点时间，同样能让你收到意想不到的效果。

美鼻提醒

鼻子处的骨头多为软骨，这虽然给按摩塑形提供了方便，可也有一个不利的地方，就是软骨容易萎缩，所以如果你为了保持鼻子的美好状态，就要多进行户外活动，每天快走半小时，能增强呼吸道的能力，防止鼻子“衰老”。

做个“睡美人”如此简单——睡前“入静功”

很多女性都有失眠的困扰，尤其是在她们有烦心事儿的时候，半夜躺在床上也会翻来覆去，感觉心烦意乱，就是静不下来。这时候，练习一些“入静功”能够很快地放松心情，缓解焦虑的情绪，既能促进睡眠，又有养颜功效。

失眠对上班族女性来说，早已司空见惯。紧张忙碌的工作和巨大的精神压力让她们常常焦虑紧张，即使很晚了，躺在床上也会心烦意乱，种种烦心事就像放电影般在脑子里过来过去，怎么也睡不着。

一次失眠还好，如果长久失眠，不但会导致精神不振、容颜憔悴，连健康也会受到影响。要想改善这种情况，上班族女性有必要在睡觉前练习一下“入静功”，可帮助你放松身体，缓解焦虑，从而快速入眠。

“入静功”是气功的一种功法，以放松和入静为目的，能够让身体和精神都得到放松。再配合呼吸练习，能够让兴奋的大脑慢慢停止胡思乱想，人也会感觉心绪平和，没有压力。这时候，入睡就变得十分容易。

仰卧在床上，枕一个高度适宜的枕头，让身体放松，两脚分开与肩同宽，双手放在身体两侧，掌心向下，双眼轻闭。自然地呼吸，不要刻意去感觉自己的呼吸，从头顶开始放松，然后向下依次是双耳、脸部、两肩、手臂、手指、胸部、腹部、会阴部、腿部、膝盖、小腿、脚面、脚趾到脚心依次放松，想象自己好像浸泡在温水里一样，身体变得温热而舒服。如果天气炎热，那你就想象自己是浸在凉爽的水中，感觉周身清凉、舒适，然后默念“全身放松”多次。

为了让“入静功”起到最佳的助眠效果，你要在上床睡觉前关好门窗，保证卧室内环境的安静、舒适。在整个放松过程中，你要全神贯注地感受身体的放松，不要有其他杂念来打扰。有些人在一开始练习时，很难做到心无杂念，那么你也不要强求，只要尽力去感觉身体的放松就好。

通过一段时间的练习，你就会感觉大脑的思维活动能够得到很好的控制，杂念也会慢慢减少，身体也就很容易进入“入静”的状态。

想象一个美好而舒适的场景有助于你快速进入“入静”的状态。如天气晴朗的海边，凉风习习，波光粼粼，你感觉自己可以听到海水流动的哗哗声。或者你可以想象自己身处一片碧绿的草丛中，草地上繁花盛开，清风拂面，阵阵花香飘来。

有些女性为了减肥，晚上习惯不吃饭，其实这样做是不对的。因为肚子饿的时候，人的头脑反而变得清醒、兴奋，导致不容易入睡。如果想减肥和安眠兼顾，我建议你在睡前喝些小米粥，能够很好地宁心安神。

另外，有的女性在睡前喜欢看电视或看书，当被情节吸引时，情绪也会变得很激动，或惊或怒或恐，这样对入静放松毫无益处。如果你无法一下子入睡，可以尝试敲打一下腰腿等部位，能够疏通经络，放松身体，帮助入眠。

美颜提醒

临睡前，你可以坐在床上用双手牵拉自己的双耳，然后轻轻按揉，感觉耳朵发热为止。耳朵也是养生保健的重要部位，经常按揉对调理全身的气血和协调脏腑的功能很有帮助，而且按揉之后，你往往就会感觉困意袭来。

按摩淋巴，塑造人见人爱尖下巴

大眼睛、尖下巴已经成为很多人心目中美女的标准。就算五官稍有瑕疵，只要下巴的弧度完美，也会为你的美丽加分不少。但是生活中，大多数人都没有天生的尖下巴，怎么办呢？无须整形，按摩淋巴就能帮你重塑脸部的线条和轮廓，让你很快拥有好看的尖下巴。

岁月的流逝，地心的引力，会让皮肤渐渐松弛，很多美丽的瓜子脸会慢慢走形，下巴上的肉也越来越多，脸变得圆圆的，甚至还出现了双下巴，这会让整张脸看上去十分臃肿。

其实，你的脸之所以会变成大饼脸，在很大程度上是因为面部和脖子处的淋巴排毒不通畅造成的。淋巴是身体的排毒系统，如果脖子处的淋巴循环不畅，多余的水分和毒素就会滞留在面部，让脸变大、变肿，下巴也会变得圆圆的。

那些缺乏运动、作息不正常、口味很重的人，体内会堆积过多的毒素，从而导致淋巴的负担很重，时间一长，就容易出现循环不畅的问题。要想找回你的尖下巴，就要从促进淋巴排毒开始。适当的按摩，给淋巴一定的助力，就能让淋巴的排毒更加顺利。一起行动起来吧！

首先，双手掌心相对，迅速上下揉搓至掌心温热，然后用手掌包裹住整个脸颊，感觉掌心的温度慢慢传递到脸上。从下巴内侧开始，沿着下巴中间到耳朵下方，轻轻推压淋巴结。这时你要注意，手指并拢，微向下凹，以掌心着力来按摩，不宜过度用力。再沿着颧骨到脸颊外侧的位置按压，同样以掌心着力。这个动作重复多次。

双手手指并拢，沿着耳朵下边凹陷部位到锁骨的方向，轻轻按压，感觉就像是把淋巴内的毒素往锁骨方向推压。按摩5分钟左右，最好按摩到皮肤发热为止。

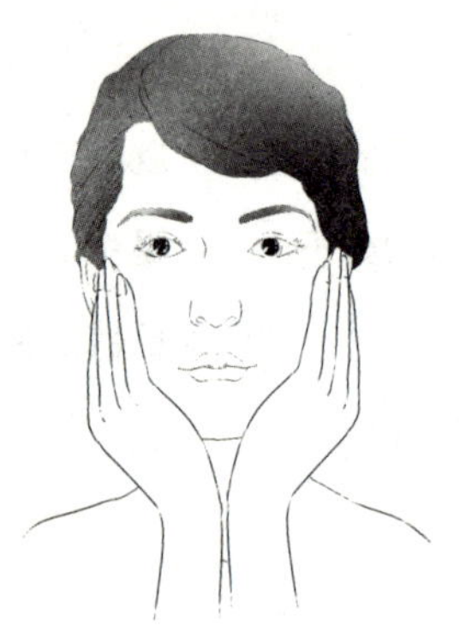

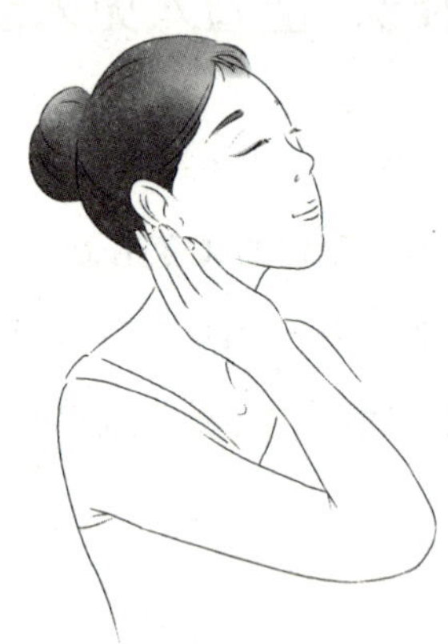

双手握拳，大拇指跷起，把下巴放在虎口部位，感觉下巴正好落在大拇指和拳头的中间，拇指用力向上推下巴，头部放松，随着大拇指的力量慢慢上抬，抬高到最大限度后，再慢慢放下。这个动作能够拉伸颈部，促进颈部的淋巴循环，从而有助于摆脱双下巴。

完成这个动作后，再用双手的拇指指腹和食指关节处夹住下巴，来回掐捏，这样做能让下巴的肌肉得到很好的放松。

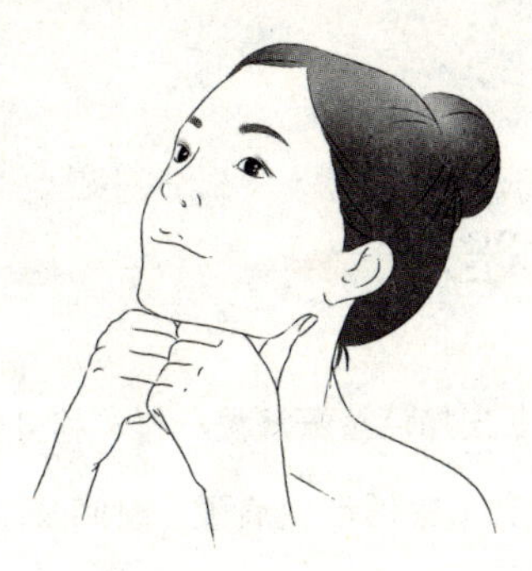

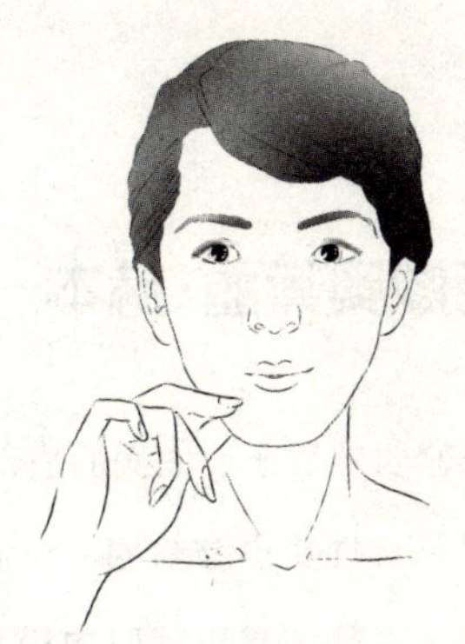

尽管这套动作操作起来很简单，但只要你长期坚持，就一定能起到很好的效果。如果你是初次练习者，那动作就要尽量轻柔，练习一段时间之后，你就能很轻松地找到让脸部和颈部淋巴循环更畅通的力度。你可以早晚练习，也可以把这套动作和搓脸的动作结合在一起，完成搓脸的动作后，面部的气血变得更畅通，再练习按摩淋巴的动作，就能把面部的毒素和废水更好地排出。坚持练习，你的面部轮廓会越来越立体，皮肤也会变得更加白皙、嫩滑。

如果你的面部皮肤比较干燥，在练习之前，你要先在面部涂一层按摩霜或滋润的面霜，在按摩过程中，刚开始要缓缓用力，然后慢慢加重力道。动作不要太大，以免面部皮肤受损。

另外，在平时，你还要合理地使用保湿和滋润的护肤品，这样能让皮肤保持水润和弹性。如果脸部有水肿的问题，则要多吃薏仁，以促进水分代谢。

美颜提醒

每天练习“啊，哦，呜，咿，呦”的发音也能够起到锻炼面部肌肉，促进淋巴排毒的功效。需要注意的是，每个字的发音都要做到最大限度，感觉面部皮肤得到了最大限度的伸展，这样才能够起到修饰面部线条的效果。

你也能像奥黛丽·赫本一样优雅迷人

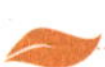

修长的脖子、优美的肩部线条，看上去如芭蕾舞演员一样，格外优雅。可是终日埋头电脑前的上班族女性很少有机会活动到肩颈，时间长了，这些部位往往容易出现肌肉松弛、筋骨僵硬等毛病。每天抽时间做一做“瑜伽修肩颈运动”，不但能为你塑造优雅体态，还能远离颈肩毛病。

奥黛丽·赫本是很多人心目中的女神，她更是优雅和美丽的化身，因为她修长的脖子和优美的肩部线条让她看上去有如天鹅一般高贵。而多数上班族女性终日埋头在电脑前，肩颈部位往往长时间得不到舒展，时间一长就容易出现肌肉松弛、筋骨僵硬等毛病，优雅的形象也因此而受损。要想保持像赫本一样的优美体态，上班族女性就要注意经常活动你的肩颈部位。

瑜伽动作里有很多活动肩颈的体式，大家可以多加练习，不但能塑造完美的肩颈线条，还能缓解肩颈疼痛，防止肩颈疾病，保持头脑清醒，提高工作效率。

下面就是瑜伽中有很好的修肩、修颈作用的动作，你可以根据自己的身体情况和爱好来选择，并坚持练习。

第一式：

跪坐在地上，双脚并拢，脚背贴地，臀部落在脚跟上，双手放在腰部。腰慢慢向后弯曲，抬起臀部，左手支撑身体，右手慢慢向下放在右脚跟上，抓紧右脚跟。然后换右手支撑身体，左手也用同样的方式抓紧左脚跟。随着腰部最大限度地往后弯，头部也自然后仰，脖子不要用力，自然放松。保持这一姿势20秒钟，自然地呼吸。

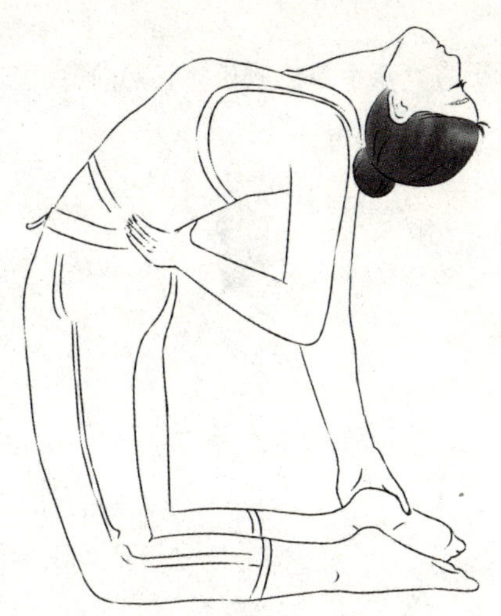

从头部开始慢慢向前抬起，腰部也恢复到最初的姿势，双手依次回到腰部，臀部落在脚跟上，头部继续向下压，一直到额头触地，身体尽量贴在一起，保持这个姿势30秒钟。

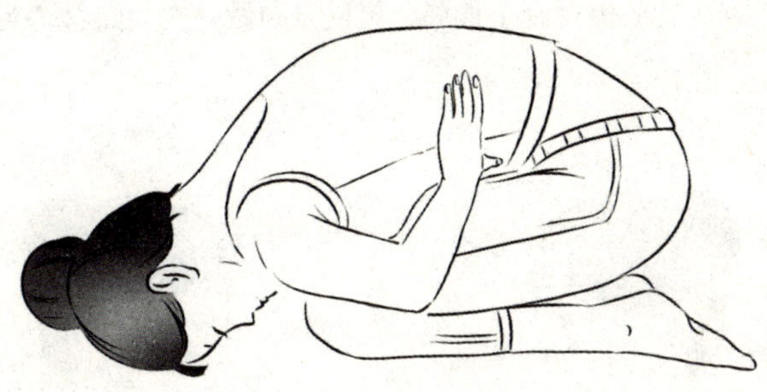

腰部向后弯曲时，大腿和臀部的肌肉要收紧，脖子也要最大限度地拉伸。经常练习这个体式能够扩展胸部，活动肩颈，缓解背部和肩颈的疼痛，而且还能让你的身体变得更加柔软，行动起来如风摆杨柳。

第二式：

坐在椅子上，上身挺直，双手自然放松。头部向前、后、左、右等方向伸展，要做到身体能够承受的最大限度。

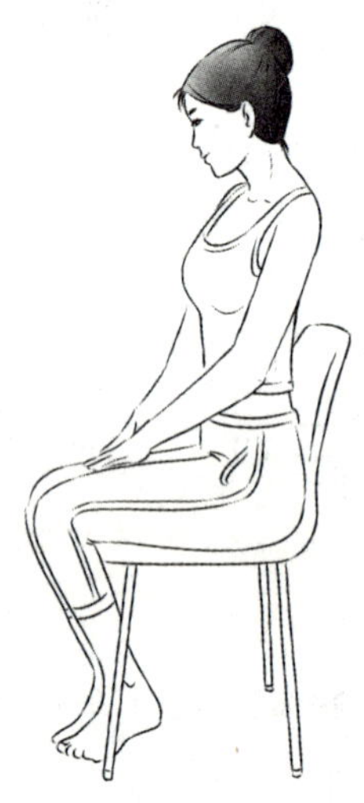

然后放松颈部，头部按顺时针方向转动一周，再按逆时针方向转动一周。然后让颈部回到正中的位置，慢慢向左转头，把下巴放在左侧肩膀上，自然地呼吸，感觉右侧颈部的肌肉得到了伸展。再反方向做一次，向右转头，重复同样的动作。

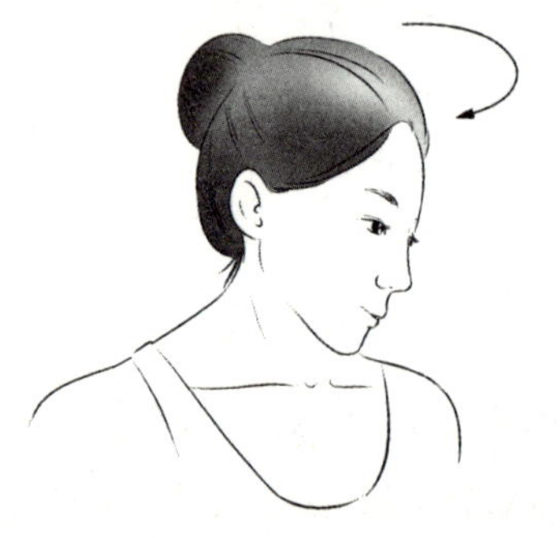

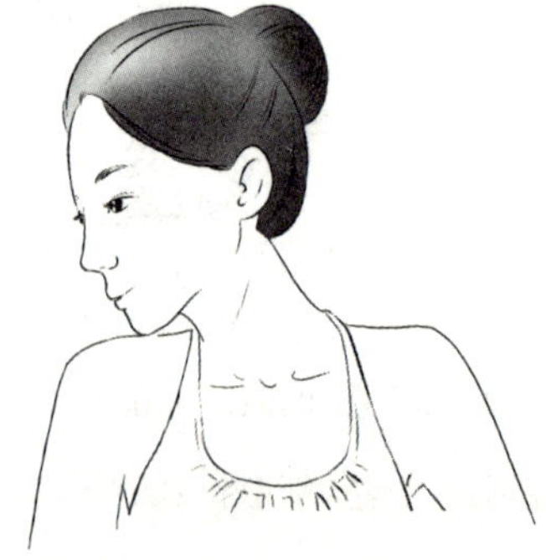

这个动作在办公室里也可以练习，能够使肩颈部位得到很好的活动和放松，还能缓解肩颈部肌肉的紧张，减轻疼痛感。

第三式：

端坐在椅子上，双手向前抬起，平伸双臂，然后再慢慢向上举起，尽量伸直双臂，拉伸腰部。

向左侧摆动双手，让右臂得到伸展。再向右侧摆动双手，让左臂得到伸展。

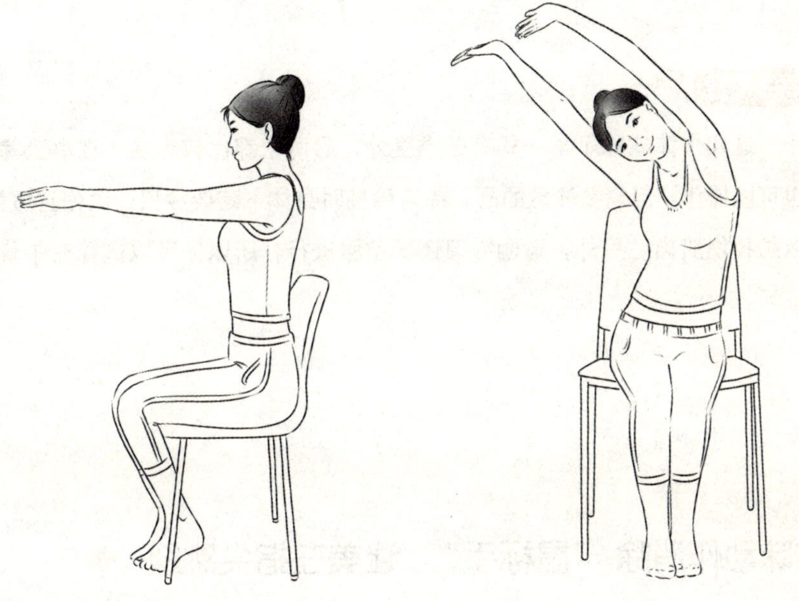

双手放在后腰部位，叉腰，上半身挺直，胸部向前送出，双肩用力向后打开，保持30秒，再慢慢放松。

两肩最大限度地向上耸，双手自然放松，再迅速放下双肩，这个动作重复多次。

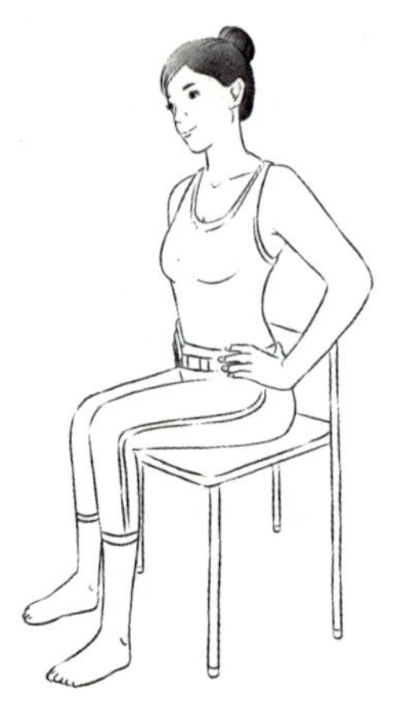
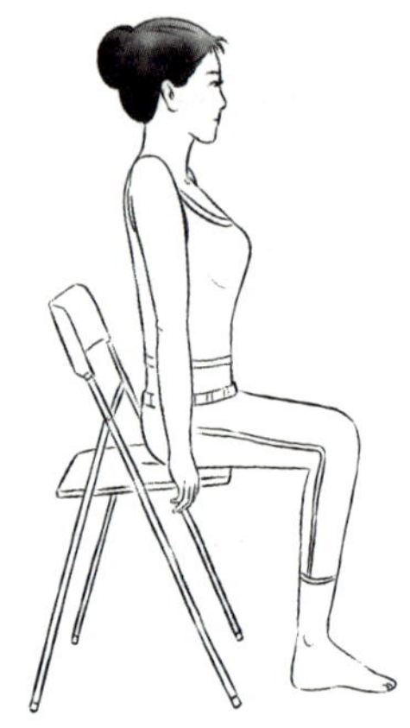

美体提醒

这几个体式除了第一式有些难度外，后两个都比较容易，在办公室里也可以操作。但需要注意的是，练习瑜伽时身体一定要放松，动作宜缓慢，以防拉伤肌肉。另外，瑜伽练习还要空腹进行，所以你可以选择在午餐前练习。

趣味动作消除“鼠标手”，让美在指尖跳跃

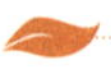

长时间用电脑很容易导致“鼠标手”，让手指渐渐失去灵活性，甚至会疼痛不止。我们常说“心灵手巧”，这样的状态下，手自然就谈不上灵巧。为了预防和缓解“鼠标手”的症状，上班族女性可以经常有意识地、优雅地活动一下手指。

都说手是女人的第二张脸，一双纤细柔美、灵活敏捷的手能让女性的美丽更

加从容。但是生活中很多女性的手指虽然纤细灵巧，却因为长时间用电脑而出现手指僵硬、腕关节疼痛等情况，变成了人人都讨厌的“鼠标手”。女性的手往往都比较小，腕管比较狭窄，用的鼠标也比较小巧，这会让手指和手腕的用力更集中，也更容易疲劳。

如果这种情况得不到及时的调理，时间长了，你还会出现手指麻木、疼痛、关节肿胀等症状，有些人甚至会在夜里被疼醒。而且疼痛的感觉不仅停留在手上，还会辐射到胳膊、背部、肩部和脖子等处。其实，这种情况是完全可以避免的。你只要在平时有意识地多活动一下手指，就能减少很多痛苦。

如果你会弹钢琴，就可以用悬空弹钢琴的方式来锻炼手指，即使不会弹，你也可以用手指模拟弹钢琴。练习时，十指张开，置于桌面上，每次抬起一根手指，依次进行，逐渐把速度加快。练习这样的动作，手指和手腕都能够得到很好的活动。

你也可以尝试让手指的活动变得更有趣些。如张开五指，用小指和无名指夹住一块橡皮或其他的物件，另一只手不帮助，让橡皮传递到无名指和中指之间，再传递到中指和食指之间，这样依次传递下去，慢慢加快速度。熟练到一定程度后，你就可以用硬币来练习。手指都很修长、灵活的魔术师们就是这样来操练手指的哦。

开动脑筋，你还能发现更多锻炼手指的方法。更妙的是，手指是和我们的脏腑、经络相连通的，因此，经常锻炼手指还会让你的头脑变得更聪明。你可以尝试让自己的手指在桌面上快速“行走”，甚至是“赛跑”。然后加大难度，把笔、文件、鼠标、杯子等物体当做障碍物，让你的手指灵活地穿过这些障碍物。你也可以在手指上戴一个较大的指环或发圈，以增加这个练习的难度，这一定会让你的办公室生涯变得更加丰富多彩。手指不但可以走“1”字、“8”字、“米”字，而且可以走星形、花形等路线，这会让手指练习变得更加趣味十足。

另外，很多人在小时候都玩过手指“背猴”的游戏，就是让手指依次交叉地扭在一起，如中指弯曲、紧贴在食指上面，感觉就像是食指背着中指一样。然后不断交叉变换手指，练习一会儿之后，让手指自由地转动一会儿。试一试，这样的练习是不是会让你感觉心情更放松，反应也变得更灵敏了呢？

美手提醒

手指练习在任何时候都可以进行，即使是几分钟的空闲时间，你也可以玩上一会儿。当然，你也可以自创手指练习方式，让手指的操练变得更具个人色彩。如旋转手指、交叉握手等，办公室里的物体也可以当做道具，锻炼的效果更佳。

甩掉“蝴蝶臂”，让手部线条更完美

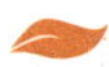

你对自己的手部线条满意吗？到了夏天，你有没有勇气穿露臂的衣服呢？臃肿、有赘肉的双臂会让你看上去重了10斤。不要再掩藏你的不完美了，更不要停留在镜子前抱怨了，每天甩一甩双手，你就能塑造出优美的双臂线条。赶快开始行动吧！

有的女性从来不穿没袖子的衣服，因为她们对自己的双臂没有信心——手臂那一块儿的肉肉特别多，而且还有下垂的趋势。这样的双臂被叫做“蝴蝶臂”，名字听上去很美丽，因为手臂举起来的时候，上臂到手肘这一处的肥肉下垂，看上去就像是蝴蝶的翅膀。但事实上，这甩不掉的“蝴蝶臂”会让女性朋友十分抓狂，尤其是进入夏天后，可爱的背心、无袖连衣裙、小吊带成为了她们着装的禁区，这更是让她们气恼非常。

之所以会有“蝴蝶臂”，往往是手臂缺乏运动，肌肉萎缩，导致脂肪堆积而造成的。特别是手臂内侧，如果不是特别留意，往往很难有机会锻炼到，放任不管的话，这一块儿的皮肤也会逐渐松弛、下垂，时间长了，就成了“蝴蝶臂”。

其实，你大可不必为“蝴蝶臂”而烦恼，因为跟腰腹部的肥肉相比，四肢的赘肉还是很容易减掉的，而且手臂的运动机会也较多，要塑造完美的双臂线条就更加容易。

在平时，你可以有意识地活动一下双臂的肌肉，或者你也可以通过一些小动作来塑造双臂线条。一个简单的办法就是甩手。

练习时，立正，双脚打开与臂同宽，双臂自然下垂。两眼目视前方，身体放松，掌心贴在腿的两侧。

用腕力将手臂伸举到正前方，手臂用力向后甩，再借助惯性让手臂从后方摆动回来，向后的时候用力，向前的时候放松，这样反复来回甩动约200次。

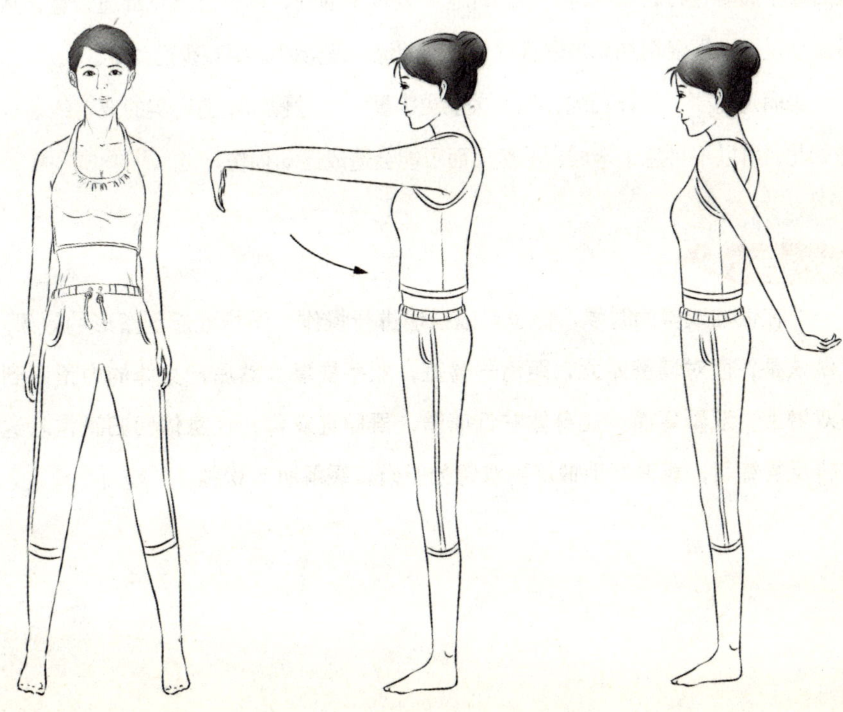

每天练习20分钟，就能收到不错的瘦臂效果。这样甩手能促进血液循环，让身体放松，还能够振奋精神，增加肺活量，改善肺功能。关键是，这样的动作随时随地都能进行，在上班或下班的路上，你可以边走动，边甩臂，把这个运动变成日常习惯。你也可以在甩臂时握紧拳头，增大甩动双臂时的力道。如果你能够在空气清新、环境优美的地方进行锻炼，效果更佳。

另外，如果你嫌这个动作太过单调，也可以练习一下正步摆臂动作。走路时，抬头挺胸，收腹，两腿打开与肩同宽，双手半握拳。迈出左脚时，双手同时向左侧甩动，左臂伸直，右臂在胸前弯曲。迈出右脚时，双手向右侧挥动，右臂伸直，左臂在胸前弯曲。这样一步步向前走，一直坚持。双臂的挥动要干脆、有力，和脚步相结合。

这个动作虽然简单，但能很快地帮你甩掉“蝴蝶臂”。坚持练习1个月，你就能看到自己的双臂线条有了明显的变化。需要注意的是，这样的甩手动作不宜在饭后或空腹时进行，初次练习时，你也不要过于勉强，以自己感觉舒适为宜，然后运动量可以逐渐增加。当你感觉到双臂酸痛、疲惫时，要减少运动量。

美丽是需要一些技巧的，但变美丽更需要一个过程，塑造完美的双臂线条也是如此，所以不可急于求成，不然反而可能会造成运动损伤。

美臂提醒

在锻炼双臂的时候，你也可以扶墙进行操作，同样能起到塑形的效果。做法是，面对墙壁站立，距离一臂宽，双手扶墙，然后把身体的力量压到双臂上，双臂弯曲，让身体贴近墙壁，再伸直双臂，让身体回归正常。这样反复练习，能很好地锻炼到双臂的肌肉，缓解肌肉松弛。

练得身形似鹤形——减肥塑身的瑜伽小功法

很多人以没时间为理由而忽略掉运动，时间一长，身上的赘肉就越来越多，好身材也变得越来越遥远。其实，一些小动作随时随地都能进行，还不会占用你太多的时间。你只要坚持练习，就能维持完美的身材。

很多女性朋友一发现身材开始慢慢走形了，往往抱怨说没时间去锻炼身体，却忽略了生活中的零碎时间。只要你养成了经常运动的习惯，就会发现有很多小动作都可以达到减肥塑身的效果，关键是你要注意管理好自己的身体。

缺乏运动的女性往往有关节僵硬的症状，全身就像生了锈的机器一样，不但代谢速度减慢了，行动也不再灵活。

长时间维持一个姿势不变容易让你的颈部肌肉变得松弛、僵硬，而经常放松和活动肩颈部位，不但能让你的脖子变得修长，还能修饰你的肩部线条。

即使你坐在办公桌前，也可以经常练习下面的这套动作：

上半身挺直，目视前方，然后开始“摇头晃脑”。

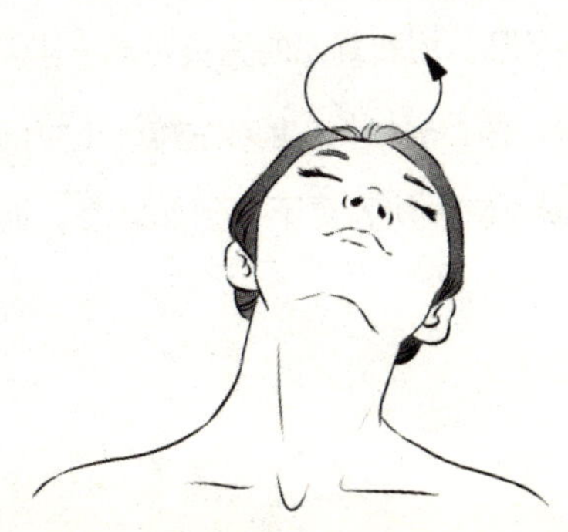

等到颈部慢慢放松之后，双手十指交叉，向外翻，然后用力向前推出你的手臂，保持10秒钟。

接着，双手向上伸展，绕过头部，十指交叉，左臂向下用力，感觉右臂在伸展。再换右臂用力，感觉左臂在伸展。

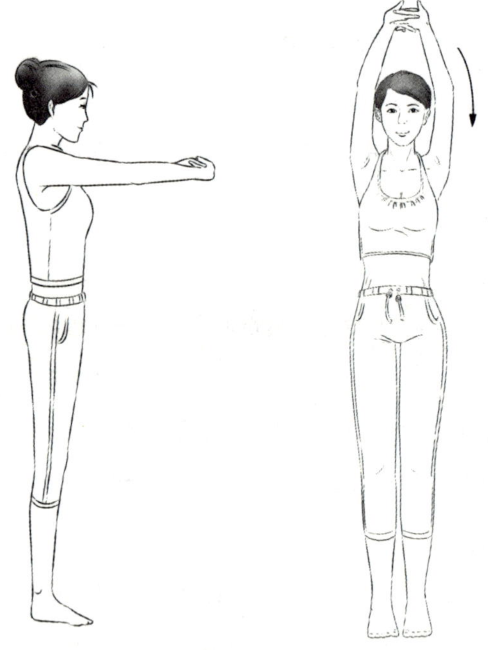

优美的背部线条是完美身材不可或缺的一部分，怎样才能让背部曲线变得更完美呢？

直立，挺胸收腹，双手叉腰，用腰背部的力量带动上半身向右转动，感觉背部的肌肉收紧，扭到极限后，保持5秒钟，再向左转，重复同样的动作，左、右各做5次。做这个动作的时候不宜太快，更不要猛然转身，而要体会腰背部肌肉带动身体的扭转过程。

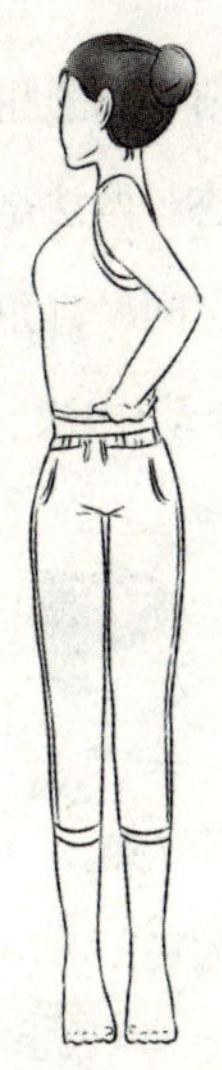

上班族女性最容易走形的部位就是腰腿部位。长时间坐在办公桌前会让她们的下半身血液循环变慢，赘肉就很容易堆积。要想拥有杨柳细腰和修长双腿，你就要经常锻炼腰腿部位。

坐在椅子上也是锻炼腰腿的好时机。你可以把椅子稍稍拉开，距离办公桌远一点，然后端坐在椅子上，臀部接触椅子的1/3，双手抱在胸前，双腿并拢，脚尖绷直，用腰腿的力量抬起双腿，和地面平行，保持5秒钟后，放下双腿，重复这个动作多次。

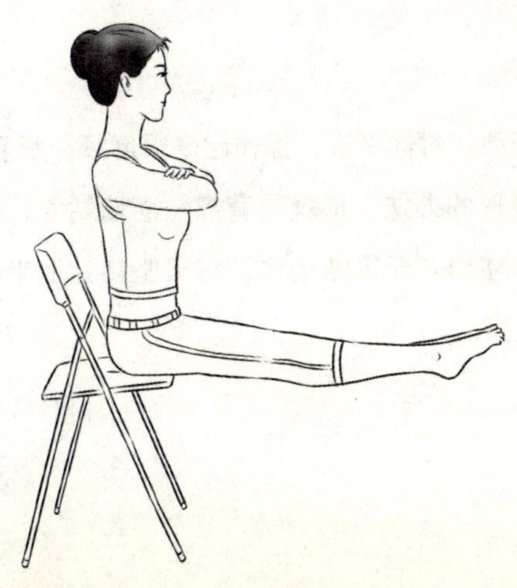

如果你的腿部容易出现水肿，则要加强腿部的锻炼，比如说练习一些蹲起的动作有助于缓解腿部肌肉的紧绷状态。做法是，直立，双脚分开与肩同宽，双手向前平举，慢慢下蹲，直到大小腿之间呈直角，尽量不要让膝盖向前，坚持这个动作20秒钟后缓缓起身，再重复这个动作1次。

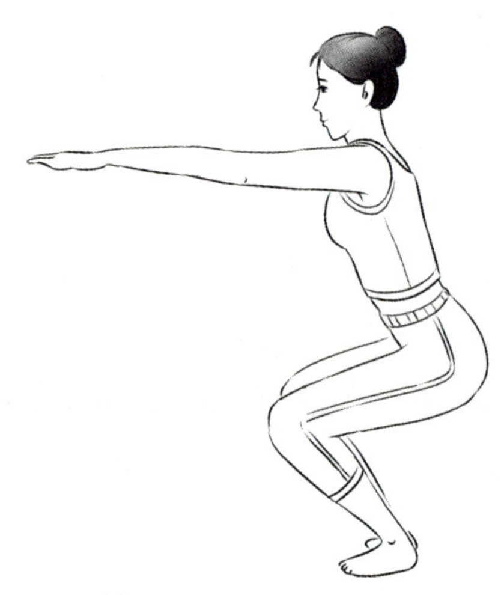

如果这些动作对你来说是“小菜一碟”，那你可以把动作升级，站直身体，双脚自然分开与肩同宽，双手在背后交叉握紧，慢慢向下俯身，让脸部贴近腿部，同时慢慢向上伸举双臂。这个动作能让你的全身都得到很好的锻炼。

美体提醒

如果这些动作对你来说，操作起来很麻烦，那我推荐你一个更简单的，能帮你塑造身形的办法，那就是背靠一面墙站立，让后脑勺、肩膀、臀部和脚跟都贴紧墙面。无须做动作，每天坚持站上半小时，就能让你的身姿挺拔，身材优美。

家有“美腿方”，腿粗不用慌

修长、匀称的双腿会给女人的美丽加分不少，让人显得亭亭玉立。可是如果缺乏锻炼，腿部就很容易出现浮肿和赘肉。在夏天，很多女性不敢穿短裙和短裤，就是担心自己的腿部不够好看。其实，锻炼腿部的方法十分简单，你不妨一试。

上班族女性最担心的身材问题就是腿太粗，很多人拼命减肥，尝试了各种方法，可是上半身已经瘦成了“相片”，下半身却还是个讨厌的“梨子”。其实，腿部减肥并不应该成为你的“老大难”问题，老减不下来的时候，你就要先找一找导致腿部粗壮的原因。

经常坐着，腿部的气血不畅通就容易导致腿部粗壮。只要促进腿部的气血流通，赘肉就会很快被代谢掉，苗条的曲线自然回归，而松、紧交替的动作是促进气血流通的最佳办法。

如果你习惯了坐电梯，那么不妨抽出时间爬一爬楼梯！

站在台阶上（为了安全，最好站在最下面的一级台阶），双脚并拢，用脚尖站在台阶最外边，整个脚掌凌空，上身挺直，用腿脚部用力，踮起脚尖，保持5秒钟，然后慢慢放下。再次踮起脚尖，保持5秒钟，慢慢放下，重复这个动作多次。

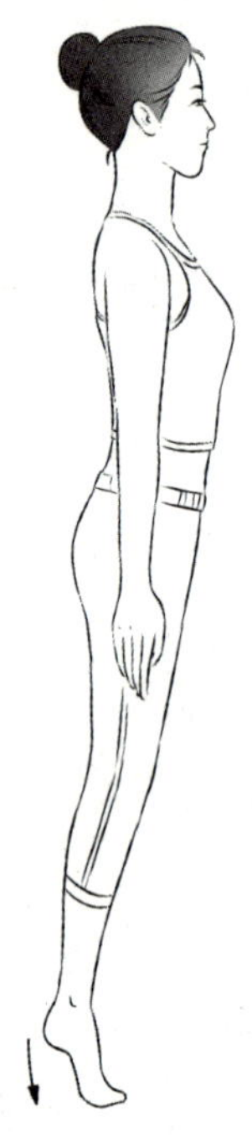

在这个过程中，腿脚部位的肌肉从紧张到放松，反复进行交替，气血得到了活跃，从而有助于塑造完美的腿部曲线。

另外，做甩腿练习也是缓解腿部肌肉紧张，优化腿部曲线的好办法，不过你先要找一个能手扶，又能撑起身体重量的地方，比如说办公桌或栏杆。

站在距离栏杆1米远的地方，向前伸出双手，用力抓紧栏杆，双臂伸直，向前踢出小腿，注意，不要碰到栏杆。

腿部伸直，然后向后甩，腿脚全部伸直，脚尖向后用力，脚面绷直，感觉整个腿部都得到了伸展，保持这个动作20秒钟，然后慢慢放下，换另一条腿重复这个动作，每条腿都练习10次。这个动作不但能让你的双腿变得越来越修长，还能塑造出一个挺翘的臀部。

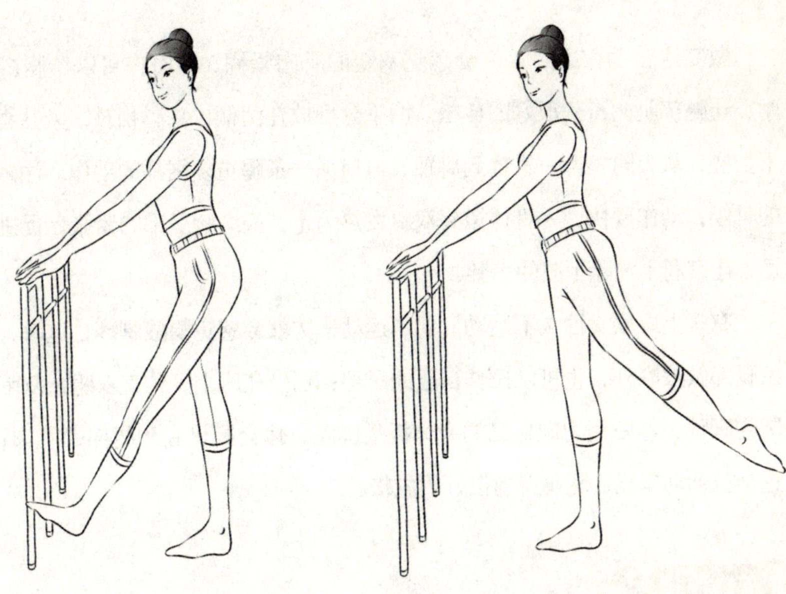

晚上睡觉前也是你塑造双腿曲线的好时机。躺在床上，双臂自然放于身体两侧，用腰腿的力量慢慢举起左腿，和上半身呈直角，坚持几秒钟，慢慢放下。然后换右腿，重复前面的动作。

左右腿各练习几次之后，再双腿并拢，同时举起。在练习这个动作时，上半身要紧贴在床上，不要移动。

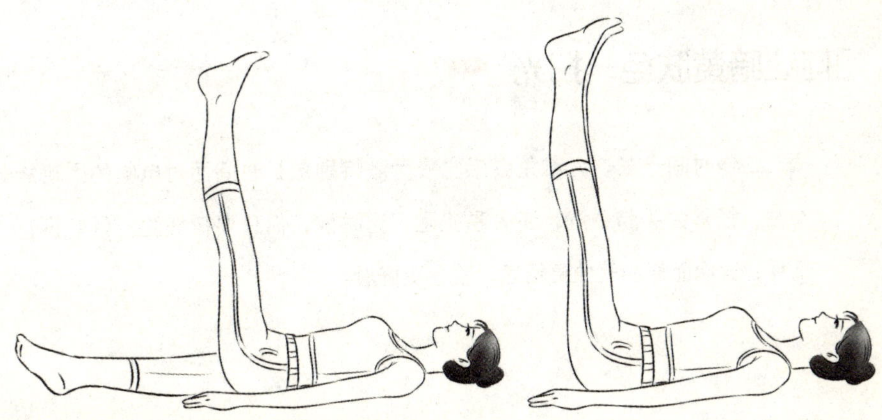

做完这套动作之后，你会感觉双腿的肌肉紧绷，这时你可以给腿脚做个按摩，让腿部肌肉得到很好的放松。两手分别放在两侧，掌心相对，紧贴腿部，上下揉搓，从大腿根部一直揉到脚踝，再换另一条腿重复同样的动作。注意，揉搓的时候，动作要快，一直揉搓到双腿发热为止，能缓解腿部的紧张，促进气血畅通，还有利于消除下肢的水肿。

有些上班族女性久不运动，偶尔运动一次就会感觉腿酸脚疼，这时，你除了给腿部做按摩外，也可以拉伸自己的足部：端坐在床上，伸直双腿，双手握住两脚的脚趾，然后用力向自己的身体扳动脚趾，体会到足底和腿部的肌肉在伸展。这个拉伸动作能让腿脚得到很好的放松。

美体提醒

穿高跟鞋能让你的腿部曲线显得更漂亮，可是如果长时间穿过高的高跟鞋，会导致你的脚趾变形。所以，我建议女性朋友最好选择10厘米以下的高跟鞋，而且不宜长时间行走或站立，以防腿部静脉曲张。

如何让暗黄肤色一扫光

工作时间一长，人难免会感觉疲劳。特别是长时间面对电脑的上班族女性，经常会头脑昏沉，还容易犯困。这时候，你只要搓搓脸，就能振奋精神，让你面部的气血更畅通，脸色更好看。

很多人都有这样的体会，工作很忙，感觉很疲劳时，停下来用双手搓一搓脸，就感觉神清气爽，不但脸部的肌肉得到了放松，眼睛也似乎变得更明亮了。其实，搓脸的好处还不止这些，经常搓搓脸，还能让你拥有好气色，效果堪比那些昂贵的名牌护肤品。

上班族女性长时间待在办公室里，晒太阳的时间很少，所以很多人的脸色都比较苍白。再加上晚上熬夜，睡眠质量不好，肠胃功能就会变差，皮肤得不到很好的滋养，不但暗淡无光，还会干燥发黄。如果生活上或情感方面再出现一点什么压力，脸色就会变得更加暗黄。

人的脸部集中了很多的毛细血管，当感觉有压力或疲劳时，血液循环的速度会变慢，面色就显得不大好看。而搓脸能够加快面部的血液循环，经常搓一搓，脸色就会变得红润而有光泽。此外，搓脸还能增强面部的抵抗力，减少风寒、邪气对面容的伤害。

你到美容院去做美容时，在涂抹保养品之前，美容师都会给你先做面部的按摩，就是为了缓解面部的紧张感，促进气血循环，加速皮肤对保养品的吸收，这样，美容的功效就会大大提高。如果脸上有老化角质，你还需要先去角质。

而搓脸和脸部按摩有异曲同工之妙。脸盘大的人常搓脸还有瘦脸的作用，因为面部的气血循环加快了，就能把皮肤内多余的水分和脂肪代谢出去，经常搓脸的人想拥有巴掌大的小脸就变得很容易。

拥有神奇效果的搓脸究竟是怎么操作的呢?

两手心相对，迅速搓热，然后贴在面部，稍稍用力，从下到上不断地打圈揉搓。

双手手心贴紧面部，从下巴到太阳穴的方向来回揉搓，向上时用力，向下时，轻轻滑下即可。在整个搓脸的过程中，用力的轻重都要以自己感觉舒适为宜，力道稍重一些，作用更好，但不要过分拉扯皮肤，以免皮肤受损。搓脸时，以1秒钟完成1个上下动作为宜，一直揉搓到脸部感觉发热为止。

然后两手的食指和中指并拢，放在鼻翼两侧，沿着眼眶轻轻按揉。

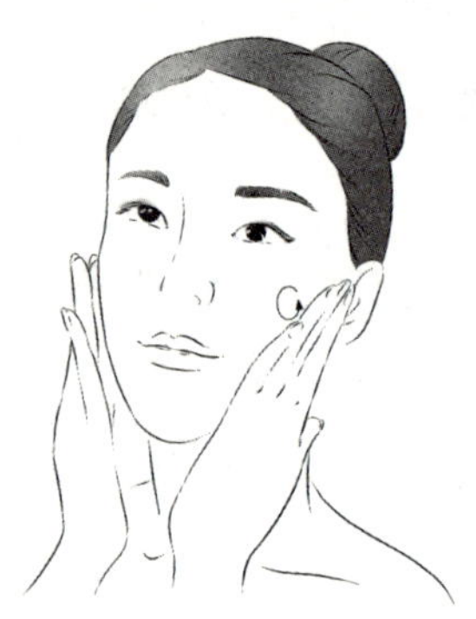

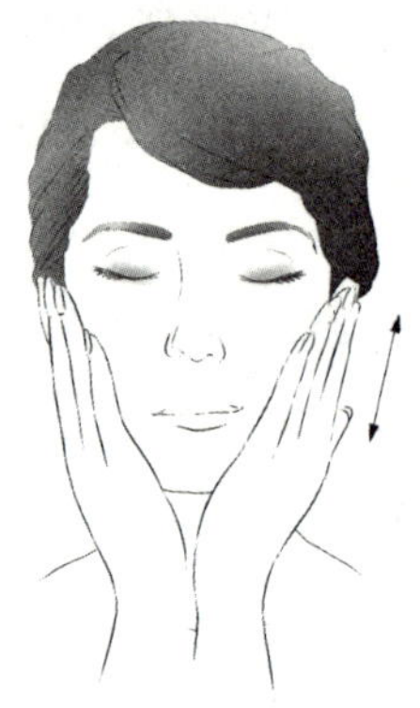

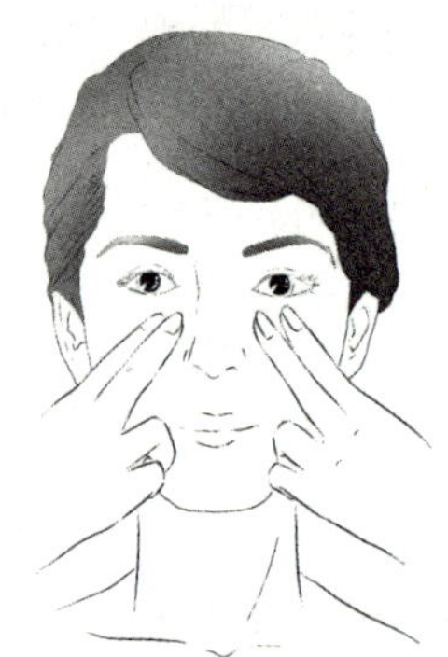

初次搓脸时，动作宜轻，然后随着时间慢慢加重力道。每天早晚都可以练习，每次搓脸5分钟。脸部的温热感能够使面部的血管扩张，促进血液循环，从而让脸色更红润。

另外，脸上有痘痘、色斑的人也可以练习这套动作。随着面部新陈代谢的加快，营养物质的增加，脸部的肌肤能够得到很好的滋养，而且，面部的“垃圾”被代谢掉了，痘痘和色斑也能够减轻。如果你的皮肤较干，直接搓脸可能会导致脸部的皱纹增加，因此搓之前你可以在手上涂抹一些护肤品，起到润滑的作用。手法可适当放缓，力道也可以稍轻一些。

美颜提醒

搓脸的方法虽好，但也不宜操作过频。搓脸能加速皮肤代谢，但是按摩太频繁，就会加速皮肤的老化。而且按摩过度还会让皮肤变得很薄，导致脸上出现红血丝。因此，你可以根据自己的年龄和皮肤状况来选择搓脸的力度和次数。

遇见最快乐的自己——身心灵的瑜伽修炼套餐

当你精神很好的时候，脸上就会容光焕发，而在工作繁忙，身体疲惫不堪的时候，你就很难保持良好的精神状态。抽出一些时间，做一下全身的“紧—松—紧—松”运动，能够很好地舒缓紧张的情绪，放松心情，重新焕发出你的生机和活力。

上班族女性大多工作繁忙，精神压力也很大，很多人都有无法缓解的疲惫感，常常精神不振。要想时刻保持良好的精神状态，上班族女性有必要学习一些放松自己的方法。

身体上的放松对缓解压力、振奋精神是很有帮助的。一个简单的让身体更放松的方法就是全身“紧—松—紧—松”运动。在工作中时不时地练习一下这套动作，不但能够消除身体的紧张和疲惫感，还能让你的头脑变得更敏捷，思维更活跃，人也显得更加自信，有精神。

在练习这个运动之前，你可以做一些热身的活动，让身体慢慢舒展开。先举起双手，慢慢伸个长长的懒腰，让手臂和双肩得到伸展。接着慢慢扭转头部，先向左，再向右，然后下巴低垂，目视地面，让头部的血液循环得到改善。再弯下腰，用头部去接触双腿，体会腰部和背部的伸展。

接下来，坐在椅子上，松开衣服，如果腰带束得太紧，也要松开。闭目感觉一下身体的放松，做几次深呼吸，让心情慢慢变得平静。呼气时，体会一下身体的紧张感得到了放松。然后绷紧上半身的肌肉，用力耸肩，让胸背的肌肉都绷紧，感觉整个上半身都紧缩在一起，保持5秒钟，再慢慢放松，感觉紧张感都消失了。

再绷紧面部的肌肉，紧咬牙齿，绷紧下巴，紧皱眉头，整个面部都要用力，坚持这个动作5秒钟，再慢慢放松，从头皮到眼睛、嘴唇、牙齿，体会面部的紧张感在逐渐消失。再绷紧双臂，紧握双拳，让双臂紧贴在身体两侧，坚持5秒钟，然后慢慢放松，松开拳头，让胳膊随意落在体侧，感觉手臂在逐渐放松。

腿脚的肌肉绷紧，从大腿、小腿、脚到脚趾，全部都要绷紧，其余部位保持放松的状态，坚持5秒钟后放松，体会腿脚在逐渐放松的感觉。

然后全身的肌肉都开始紧绷，让整个身体处于紧张的状态。脚趾、双脚、小腿、大腿、腹部、胸部、双肩、双臂、脖子、脸直到头皮，都保持紧张的状态，坚持5秒钟，然后依次从头到脚慢慢放松，感觉整个身体的紧张感都消失了，身体变得无比轻松、舒适。

这套动作，你可以重复2～3次，不断让身体体会从紧张到放松的状态，感觉身体的紧张感逐渐消失，舒适、愉快的感觉慢慢布满全身。如果你时间比较紧张，可以直接练习全身的紧张和放松这套交替动作。虽然这套动作只是让肌肉得到放松，却能让精神上的压力和紧张得到很好的缓解。

美颜提醒

在睡前练习这套动作的效果也不错，能够帮助你很快地放松身体，促进睡眠。躺在床上时，你不必太在意自己做得是不是很到位，只要用心体会身体放松的感觉，你就会慢慢觉得困意来袭，有失眠困扰的人不妨一试。

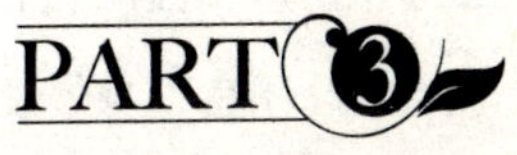

玩出来的健康美丽
上班族最爱的快速保养法

缺乏运动在短时间内虽然看不出什么变化，但时间一长，你就会发现自己的身材在开始慢慢走形，体质也变得越来越差。如要时刻保持美丽的状态，对上班族女性来说，最佳的运动方式就是“化整为零”。

你可以巧妙利用等车、坐车、坐飞机、看电视，甚至是准备早餐的时间，随时随地做一些小运动，就能轻松提升自己的美丽指数。这样的运动，既无须你专门安排时间，也不用准备什么特殊的器材，而且想做就做。

每天按按足三里，美丽健康一辈子 

俗话说："常按足三里，胜吃老母鸡。"可见按揉足三里穴是补益身体的方法之一。多数上班族女性都有胃不好的毛病，而足三里是胃经上的穴位，是养生大穴，每天按揉几分钟，能调理脾胃，让你的气色更红润。

很多上班族女性忙于工作，饮食没规律，胃不好是她们常见的毛病。而胃不好，就会消化不良，身体很容易缺乏营养，气色怎么可能会红润、好看？及时调补脾胃，才能帮你找回失落的健康和美丽。

如要养好胃，你首先要做的就是改善不良的饮食习惯，经常按揉足三里，还能加快调理的进程。足三里是足阳明胃经上的穴位，是一个强壮身体的大穴。经常按揉这个穴位，不但能够调理肠胃，还能补中益气，扶正祛邪，增强免疫力，对延缓衰老很有帮助。俗话说："常按足三里，胜吃老母鸡。"足三里的保健养身功效，由此可见一斑。

刺激足三里，能让肠胃的蠕动更加有力，从而帮助消化，增进食欲。另外，按摩足三里还能改善心脏功能，调节心率，平衡内分泌。这对经常被内分泌失调困扰的女性来说，无疑是个很好的消息。

足三里位于腿部外膝眼下三寸，胫骨外一横指处。取穴时，左腿用右手，右腿用左手的第二食指关节沿着胫骨向上慢慢移动，当你感觉有突出的骨头时停下来，指尖停留处就是足三里的所在。如果你的胃不好，按到这个穴位时，往往有轻微的痛感。

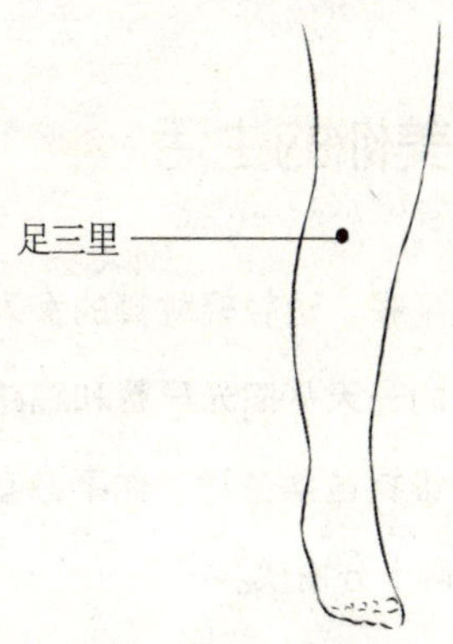

如果你有胃胀、胃脘痛的毛病，也就是经常感觉肚子上面的位置疼痛，这时候你就要用拇指向上方使劲，轻轻按揉足三里，也就是“理上”；但如果你是腹部正中常出现不适感，则需要按住足三里穴，往里使劲，这是“理中”；而如果你常常感觉小腹疼痛，就要按住足三里向下使劲，疼痛就会得到缓解，这是“理下”。足三里的按摩可以每天进行，每次按揉3～5分钟，感觉到肌肉酸胀即可。

一般肠胃不好的女性，吃过东西后，会感觉肚子胀胀的，像是有气在肚子里出不来一样。经过一段时间的按摩之后，你会发现自己胃口大开，胃痛、胃胀的情况也少见了，而且人也越来越有精神。即使你的身体没什么问题，经常按揉这个穴位还能很好地强壮身体，让你的气色越来越好看。

美颜提醒

要加强足三里的保健效果，你还可以使用艾灸的方法。取一根艾条，点燃，在距离足三里3厘米的位置熏烤，如果感觉十分舒适，那就固定不动。如果感觉有灼热感，就稍稍移动艾条的位置，艾灸10～15分钟，能够起到很好的养生作用。

早餐“踢踏舞”，完美你的生活 

一个在厨房里边做早餐，边轻轻跳舞的女人，给人的感觉是不是格外热爱生活？那就让美好的一天从阳光早餐和踢踏舞开始吧，不但能让你神清气爽，还有助于帮你维持苗条身材。你不必有多专业，随意地踩着音乐节拍起舞，心情就会变得十分愉快。

如果你总是为自己身上渐生的赘肉而烦恼，却又挤不出时间来运动，那就见缝插针地从日常生活中挤出一点点时间来进行一些低强度的运动吧，这也远远好过不运动。

早晨对多数上班族女性来说，时间总是显得那么紧张，可即使是紧张忙碌的早晨，也是你运动的绝佳时刻。不要总是抱怨时间不够用了，会生活的人都是懂得巧妙运用时间的人。

有人感觉做早餐的时间很有限，那么，你在做早餐的一点点时间里可以做什么运动呢？答案就是随心所欲地跳跳舞。身体大幅度地旋转在厨房里不太适宜，但做脚尖、脚跟的交替运动就合适多了。即使是在狭小的空间里，你也可以像跳踢踏舞一样活动自己的腿脚。

你可以在煮鸡蛋或烤面包的同时，做一做足部运动。

想象一下少年时跳皮筋的动作，先抬起你的左脚，小跳一下，脚跟离地，脚掌不离地，右脚退后一步，脚尖点地。

然后左脚再小跳一下，右脚向前一步，脚跟点地。左脚在重复小跳的动作的同时，右脚向左一步伸到左脚的左前方，脚尖点地。

然后左脚跳起，向右摆动，脚掌向右，右脚则落回地上。接着换右脚重复与左脚相似的动作。这样反复进行，双脚的脚跟、脚尖不时点地跳起，形成节奏，能够健脑养身、提神健美，还能锻炼人的协调和思维能力，促进全身的血液循环，让心情变得愉快振奋。

如果你喜欢踢踏舞，也可以边做早餐，边跳踢踏舞。仔细观察你就会发现，踢踏舞的动作很简单，有基本的几个动作，如直打击、前打击、后打击、脚掌打击、脚跟打击和脚尖打击等，做动作时，只要放松小腿，用脚的不同部位去击打地面就可以。再加上一些跺脚、单脚跳及换步等步法，就能够随意编排组合动作，跳得有模有样。当然，你不需要有舞蹈基础，更不必全部学会，只是练习简单的踏步也能够起到活动腿脚的目的。

这看似简单的练习却能够锻炼你的膝关节和踝关节，增强关节的灵活性，对久坐不动的上班族女性最为适宜。常跳还能够起到塑形的目的，这样的跳跃和摆动，能够防止肌肉松弛，让身体的线条变得更漂亮。

但需要注意的是，如果踢踏舞的练习方法不正确，比如说在坚硬的水泥地面上跳的时间太长，可能会增强地板对腿脚的撞击力，造成膝盖受伤。所以练习踢踏舞时，你要循序渐进，不宜太过着急。

美体提醒

早餐前的锻炼看似简单，时间也很短，却能够给你的身体塑形创造很有利的条件。因为早餐前身体处于空腹状态，这时候的运动是借助燃烧脂肪来提供能量，而不是消耗碳水化合物。所以要想更好地减肥瘦身，最好的运动时间就是早餐前。

四招除皱术，年轻态的选择

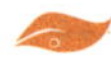

皱纹是衰老的标志，更是女人的死敌。一道小小的皱纹就会让女性朋友大为紧张。为了除皱，她们往往不惜血本。其实，除了注意皮肤的保湿外，改掉一些小动作对减少皱纹也很有帮助。爱皱眉的你，是舒展开眉头的时候了。

我们的皮肤是有记忆的，不但你使用的护肤品、保养品会在皮肤上留下痕迹，你不经意间的一个小动作也会在皮肤上留有印记。爱皱眉的人，额头上的皱纹往往十分明显，眼角、眉间、嘴角等其他地方的细纹也会慢慢显露出来。

女人虽然可以有多种方式来掩盖年龄，可是皱纹一出现就像点了她们的“死穴”，让她们生出“年华老去”的感叹。

俗话说“愁一愁，白了头”，爱皱眉的人，脸部的肌肉是紧绷的，长时间的气血不畅会让脸部的营养无法及时供给，皱纹就会慢慢加深。

如果你的脸上已经出现了皱纹，那就要马上开始“除皱大战”了。额头是面部最明显的位置，这里的皱纹会让人看上去十分苍老，所以一定要及早消除。好在这里的皱纹多是皱眉引起的，注意调理，就能让皱纹淡化，甚至消失。

女性朋友们一定要学会这套除皱美肤操，经常练习，效果远比你买的那些昂贵面霜更管用。

1. 前额部位

两手食指放在眉梢两侧，慢慢闭上眼睛，然后再慢慢睁眼，上提眉毛，接着用食指按住眉梢，朝下用劲，感觉前额位置的皮肤紧绷。手指向外稍稍推移，保持眉毛上提的状态几秒钟。然后慢慢放松，闭目，从内向外轻柔地按摩整条眉毛。

2. 鼻翼部位

双手相对，放在鼻翼两侧，双手手掌向太阳穴方向轻抚整个脸颊，感觉脸颊处的皮肤紧绷。保持几秒钟，然后慢慢放松。

3. 下巴部位

大拇指张开，其余四指并拢，虎口位置卡在下巴处，顺着下巴的线条往上轻轻拉至太阳穴处，感觉下巴部位的皮肤紧绷，然后慢慢放松。

4. 整个面部

右手五指张开，手掌贴着额头部位，把手指伸入前额的头发中，抓住头发向后提拉，感觉整个脸部的皮肤紧绷，但不要过于用力，以微微感觉头皮疼痛为宜。保持几秒钟后，迅速放松。然后在两耳侧和后颈的部位做同样的动作，感觉整个面部的皮肤都变得紧绷起来。

这套动作中的每个动作都要重复3次，如果有时间，你可以天天做。一段时间之后，你就会发现面部的皱纹明显减少了。

美颜提醒

皱纹的出现还和皮肤缺水有关。皮肤干燥后，就变得粗糙、松弛，很容易出现皱纹。所以你要注意经常使用保湿霜，多喝水。天气干燥的时候，一周内要多做几次保湿面膜，这样才能够使皮肤保持湿润，有效延缓皱纹的产生。

动动嘴，你就能瘦脸 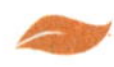

一张紧绷的小脸会让人看上去年轻好几岁，可是随着岁月的流逝，脸上的肌肉会逐渐松弛，最终成了一张松垮垮的“大饼脸”。其实，你只要每天锻炼一下舌头，就能摆脱面部肌肉松弛的困扰，效果十分神奇。

斑点、痘痘虽然让女人苦恼，却不会“出卖”她的年龄，可是面部肌肉松弛却会让女人一下子老了好几岁。从巴掌小脸到“大饼脸”，女人的自信心也随之降到了冰点。

怎样才能防止面部的肌肉松弛呢？打肉毒杆菌，用紧致面霜，还是干脆在脸上动刀子？这些方法一听，就知道费用所需不菲，而且还潜藏着未知的危险。在这里，我推荐给大家简单也更有效的方法。

具体做法是：

清晨洗脸后，张开嘴，用力伸出和缩回舌头，练习10次。然后闭上嘴，在嘴里左、右、上、下地推动舌头，感觉舌头把脸部的肌肉拱起来。然后用舌头按顺时针方向伸展嘴周围的面部皮肤，转动3圈后，再按逆时针方向旋转，同样转动3圈。

再坐到椅子上，上身挺直。深深地吸气，然后张开嘴，伸出舌头，缓缓地呼气，同时双眼睁大，这个动作要重复练习几次，在整个过程中，你要有种面部的肌肉得到了刺激的感觉。

然后，在嘴里鼓气，让两腮高高鼓起，保持几秒钟，再用力吸气，让两腮凹陷下去，保持几秒钟。接下来，快速地重复鼓气和吸气的动作，要有节奏地多练习几次。

张开嘴巴，缓缓地伸出舌头，伸到极致后，保持几秒钟，头部向上仰，下巴伸展开，保持几秒钟。

接着盘坐，双手放在膝盖前方，抬起臀部，用两膝支撑全身。上半身向前俯，腹部贴地。然后收下巴，睁大眼睛，伸出舌头。面部的表情要做得尽量夸张一些，自然地呼吸。

舌头是全身上下最强韧、有力的肌肉，通过活动舌头来带动面部肌肉，能让面部的气血更活跃，达到紧致肌肤的作用，能很好地延缓衰老。这套动作，你可以每天早、中、晚都练习一次，能够促进唾液分泌，减少口腔疾病，让味觉更灵敏，还能很好地锻炼面部肌肉，防止面部松弛。

美颜提醒

除了经常锻炼舌头外，时常做一做鬼脸也是锻炼面部肌肉，防止面部松弛的好办法，因为这样能最大限度地活跃面部肌肉，让面部肌肤更紧绷，轮廓更分明。同时，做做鬼脸还能放松你的心情。

女人养颜先养肾，养肾关键在命门

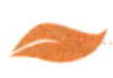

俗话说“男怕伤肝，女怕伤肾”，肾好的女人不但身材苗条，皮肤润泽、身姿挺拔，还不容易衰老。经常锻炼腰部，做一做后仰的动作，闲时搓一搓命门穴就是很好的养肾方法。

秀发如云，眼睛明亮，脸色红润，骨骼强健，身姿挺拔，这样的女人才称得上健康、美丽。但是如果肾不好，女人就失去了美丽和健康的根基，不化妆就是一个脸色暗黄、眼泡浮肿、头发干枯的“黄脸婆”形象，“女人养颜先养肾”，这句话说得还真不错。

除了会影响人的外在美丽，肾还决定着人的生殖问题。青春少女如果肾虚，就会初潮延迟，月经不规律；魅力熟女如果肾虚，就可能会出现不孕不育，性欲减退的症状；更年期女性肾虚则容易出现骨质疏松和心脏疾病。可以说，肾功能正常，女人才能健康、美丽，否则魅力会大打折扣。

肾不好的现象原来只是在中老年人中比较多见，但不良的生活方式使得肾虚也变成了办公室一族的常见毛病。熬夜、工作紧张、精神压力大、久坐不动、饮食不规律，这些问题都会成为肾虚的“导火线”。

腰为肾之府，所以我们通过活动和按揉腰部就能很好地护腰养肾。

做法是：站直身体，目视前方，抬起双手，大拇指和其他四指分开，向后叉腰，四指在前，大拇指在后。然后上身慢慢向后仰，到身体能够承受的最大限度，目视天花板。保持这个姿势一会儿，直到你感觉腰部的肌肉开始紧张。

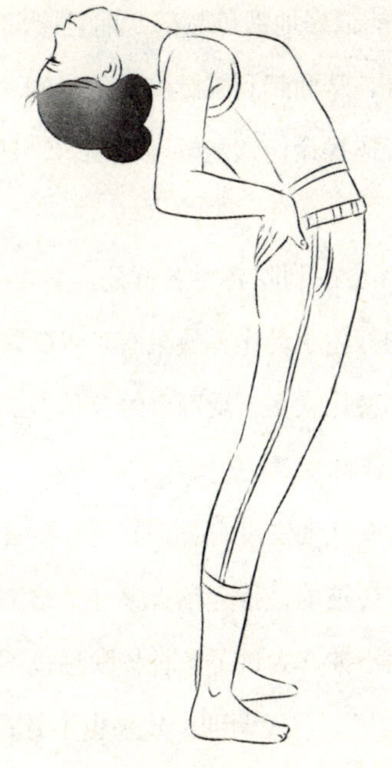

慢慢直起身体，双手对搓至手心发热，再把右手放到后腰与肚脐相对的位置，即命门穴处，从上向下搓揉3分钟左右，直到感觉该处有灼热感。

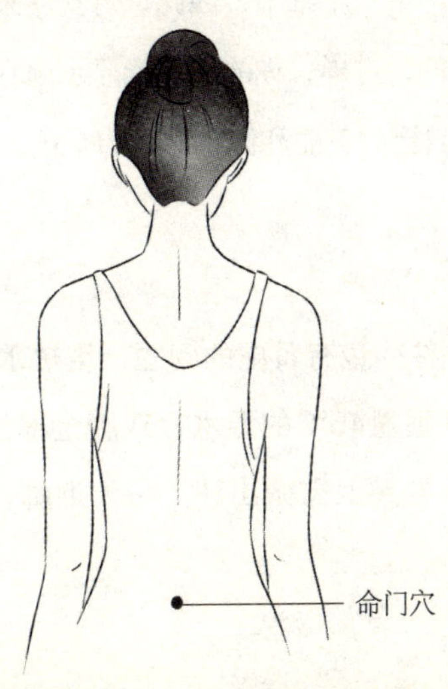

“身体后仰”这个动作能很好地锻炼腰部，而且腰部肌肉的紧张和放松能够活跃肾功能，促进血液循环，从而起到强健腰肾的目的。而命门是督脉上的重要穴位，是人体的生命之根，搓揉命门穴能够强肾固本、延缓衰老，让女人更加精力充沛、身姿挺拔。

一说到保养，很多人都会想到吃各种各样的滋补品，使用价钱不菲的护肤品，其实每天做一些简单的养生小动作，效果有时候比各种滋补品和护肤品好很多。毕竟，滋补品和护肤品使用太多，反而会给身体造成负担，对健康、美丽无益，而养成运动的习惯则会让你受益一生。

肾功能不好多数是因为女性朋友没有意识到，一些日常生活习惯会对腰肾造成伤害，缺乏养肾的意识。在这里，我介绍大家一个自测的方法：如果你经常眼睛浮肿、黑眼圈怎么消也消不掉，尝试了各种护肤品也不见改善；或者是你经常被月经不规律和妇科炎症困扰，百般调理，效果也不好；又或者是你想要宝宝，却久久无法怀孕，而且还查不出身体有什么问题，那你就要想到自己是不是肾虚了。经常练习一下我在前面提到的这套简单的动作，你就会慢慢感觉自己的身体在往好的方向转变。

女性的美包括全身的每一个细节，因此，对女性来说，你对自己的照顾也应该是全方位，内外兼顾的，这样，你的美才能显示出旺盛的生命力。无论什么时候，养好肾，都是你对自己的美丽和健康最好的交代。

美颜提醒

手脚冰凉的女性往往也有肾虚的问题，用热水泡脚就能改善这种状况。临睡前，在盆中倒入适量45℃的温水，双脚全部没入水中，水转凉后，再徐徐加水，一直浸泡到头上微微出汗。每天泡脚，能够促进血液循环，补肾养虚。

最不费力气的减肥、养颜秘术

提肛是随时随地都可以做的小动作，而且轻易不会被人觉察，是很好的减肥、养颜以及预防妇科疾病的运动方式。女性朋友可以多做做这个动作，尤其是产后的女性，经常做提肛运动还能有效预防尿失禁。

减肥、养颜是女性朋友永远都关注的话题。如果有一种方法能够让你不费什么力气就拥有苗条身材、美丽容颜，我想每一位女性朋友都会想要试一试。提肛就是这样的一种方法，能够不动声色地轻松进行，最适合忙碌的上班族女性。

提肛运动的做法很简单，就是有规律地向上提收肛门，然后放松，一紧一松算一次。古人把这种方法叫做“撮谷道”，感觉就像是忍大便一样。这个动作随时随地都可以操作，而且不论你是坐着、站着，还是在进行其他活动。

为了让提肛运动达到最佳效果，你可以在起床后或临睡前躺在床上提肛50次，持续5～10分钟。大小便后或者是性生活后，你都可以练习几分钟提肛运动。提肛时，你最好配合呼吸，自然吸气时，收缩肛门，呼气时放松肛门。如果你能有节奏地练习就更好，比如说快速提肛10次，然后慢速做10次，这样依次反复。

你别看这个动作做起来很简单，但坚持一段时间，你就能收到意想不到的效果。上班族女性因为久坐不动，下半身血液循环不畅，容易导致充血和淤血等情况，甚至还会引发痔疮。而练习提肛能促进肛门附近的血液循环，改善肛门括约肌功能，对痔疮的防治十分有效。

上班族女性久坐的时间长了，还会导致臀部肌肉松弛、下垂，穿裤子时，臀部那一块儿就显得松垮垮的，不好看。而紧实、挺翘的臀部会让女性的体形更优美，练习提肛运动能够刺激臀部的肌肉，对塑造优美臀形很有帮助，让你变得更有女人味儿。

另外，提肛运动对预防妇科疾病，提升性快感也很有帮助。有些女性产后会有阴道松弛、尿失禁的毛病，多练习提肛运动对缓解这些问题十分有益。

我再介绍给大家一些特殊的体式，能强化提肛运动的效果。如跪在床上，膝盖并拢，臀部抬高，胸部贴紧地面。再比如说有便秘情况的女性则可以采用仰卧姿势，上半身贴紧地面，双腿交叉上提，髋部屈曲，大腿尽量贴近腹部，然后做提肛运动，这样能按摩到腹部，促进肠道蠕动，从而有效防治便秘。

你还可以在做提肛运动的时候，配合做一些其他活动，能起到减肥、养颜的效果。如仰卧时，双手张开，手掌撑住地面以支撑上半身，同时双腿伸直，两脚着地撑起下半身，抬高臀部，收缩肛门，然后放下臀部，放松肛门。这样反复练习，能锻炼到肩、臂、腰、腹、腿、臀等部位的肌肉，从而有效减肥、瘦身。值得大家注意的是，不管你以什么样的姿势来练习提肛运动，都要以身体感觉舒适为度，而且要长期坚持，不能急于求成。

美体提醒

要想拥有紧实、挺翘的臀部，你也可以在练习提肛的同时，双腿用力夹紧。收缩肛门时，夹紧腿部，感觉到臀部的肌肉变得紧张。放松肛门时也放松腿部。这样一松一紧交替进行能防止腿部的脂肪堆积，从而达到瘦腿、提臀的目的。

看电视也能瘦身，“沙发土豆”有福了

看电视往往是上班族女性最放松的时候，与其半躺在沙发上休息，不如把这个时间也利用起来做一做简单的运动。哪怕只是用手来振一振腹部、肚脐，也能刺激到肠胃，预防便秘，让你变得更加苗条、美丽。

坐在沙发上看电视是很多上班族女性一天中最为放松的时刻。那你看电视的时候是不是半躺在松软的沙发里，懒洋洋地一动也不动？如果你回家就变成了“沙发土豆”，那就不要抱怨自己的大腿和臀部在日益粗壮了。在看电视的时间里加入一些小活动吧，这对减肥、塑身十分有效。

很多上班族女性都有内分泌失调的毛病，粉刺、黄褐斑、痛经、月经不调、乳腺增生、卵巢囊肿、性冷淡、抑郁症等很多疾病防不胜防，这些问题往往和腹部的气血循环不畅有关。还有的人则长期便秘、腹胀，肠胃功能紊乱，这就和肠胃功能衰弱有脱不开的干系。这些问题看似起因不同，其实都是久坐不动的不良生活习惯所导致的。如果上班时，你没法离开自己的办公桌，那就在看电视的同时，用手振振腹部和脐部。

怎么做呢？坐在沙发上，掌心完全覆盖住肚脐，肘部自然弯曲，前臂肌肉带动腕部做小幅度、高频率的上下振动，从而使腹部的肌肉也随之上下活动。动作宜快速而连贯，每分钟要做400～600次，持续操作10分钟左右。

然后双手张开，拇指在后，其他四指在前，抓住腰部两侧，相对用力，高频率地重复捏住，松开多次，要感觉到腹部的肌肉开始抖动。

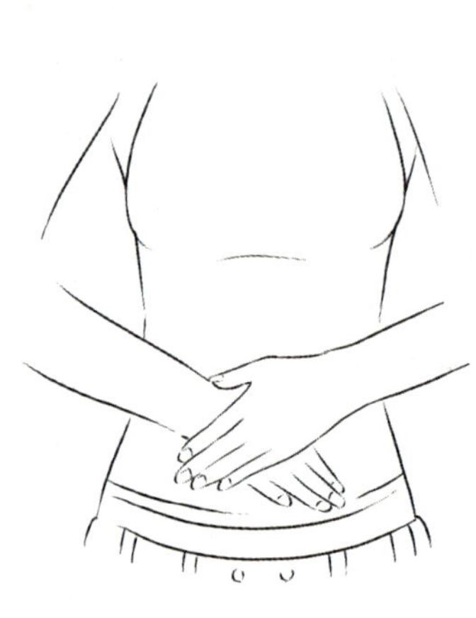

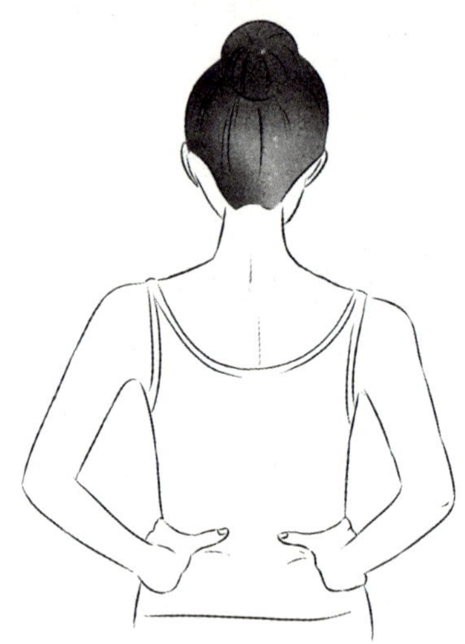

如果你的动作做得很标准，那即使你做了很长时间也不容易感觉疲劳。那如果你只做几分钟就感觉手臂酸痛的话，说明你的用力方法不对。你可以多次调整、自己摸索，找到自我感觉最舒适、放松的手法。

这套手法其实是中医按摩术当中的一种，能够活跃气血、畅通经络，防止血淤于腹，促进肠道蠕动，从而充盈气血，有调理内分泌、防止便秘、改善月经不调的作用。

当五脏六腑的功能得到加强时，身体内的毒素就能很好地排出，这对美容、瘦身也很有帮助。

练习这个动作的时候，你不需要特别限定时间，看电视的时候，或者是有闲暇时间，你都可以做一做，一天之内练习2～3次即可。但需要注意的是，高血压患者、正处于经期的女性朋友及孕妇都不宜练习。

有些人做完之后，马上会有尿意或便意，这时候你要及时上厕所，以加速毒素的排出。如果你感觉对腰部的刺激不够，可以用掌根、全掌或指端用力，不同的着力部位往往会带来不同程度的刺激效果，你可以根据自己的感受来适时调整。

美体提醒

看电视时，你也可以半躺在沙发上做一些简单的运动。如身体侧卧，把一条腿绷直，向上侧举，再缓缓放下，感觉大腿外侧和臀部的肌肉收紧，重复多次后，换另一条腿进行。这样的练习，能够让你的腿部线条越来越好看。

比咖啡还提神的健康小招数

早晨起床时，你有没有伸懒腰的习惯？睡眼惺忪时，伸伸懒腰，困倦的感觉会马上被赶跑，身体也会很快清醒过来。劳累时，做一做伸懒腰的改良小动作能起到振奋精神的效果，让你变得美丽又精神，何不试试呢？

早晨闹钟响了，你条件反射一样起了床，可是身体似乎被睡意困住了，只觉得疲惫不堪。这时，伸伸懒腰，你马上就会感觉清醒了许多，精神也变得很好。这个看似不经意的动作，其实是一种很好的舒展身体、振奋精神的活动，每天早晨醒来后伸3个懒腰，你一整天都能精神焕发。

为了让身体得到更好的舒展，你可以对伸懒腰这个动作进行一些改良。

先挺胸，直起上半身，两手握拳，抬起双臂，屈肘，让肘部尽力向身后伸展。

然后慢慢高举起双臂，举到最高处时张开手指，再伸展双臂。

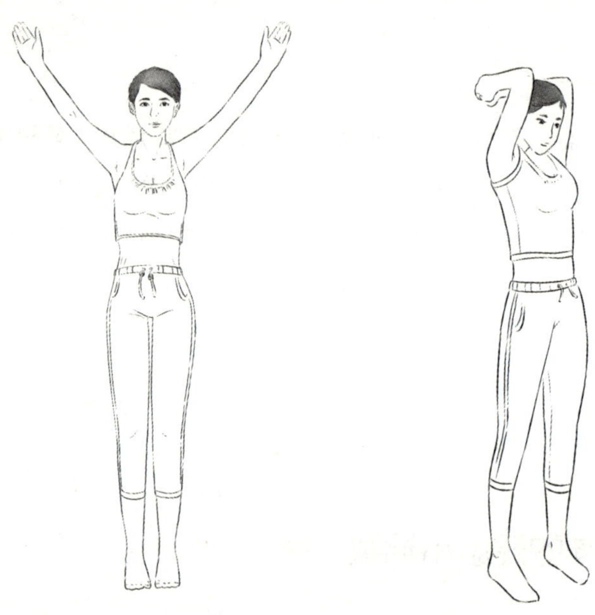

接着，双手慢慢落到头后，十指交叉，身体左右扭动一下，感觉肩背部得到了很好的伸展。

双臂落下，回到体侧，这时，你也可以耸起双肩，放松其他部位，感觉肩部的肌肉得到了活跃。

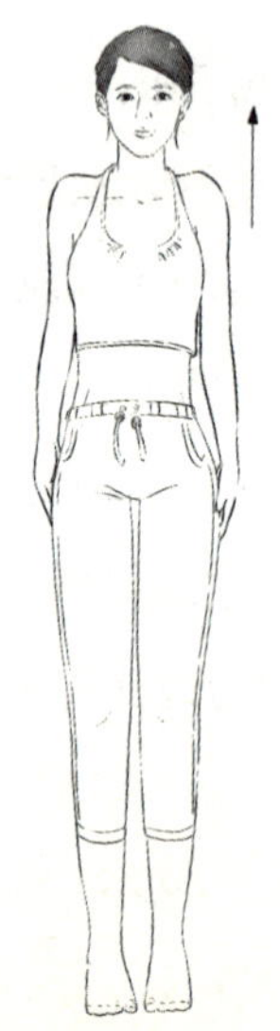

这样的动作能够最大限度地伸展腰背部位，活动筋骨，放松脊椎，还能加强心脏的血液供应，增加身体的供氧量，促进上半身的血液循环，让人感觉十分清醒、舒适。

对多数上班族来说，早晨的时间往往很紧张，很多人都是睡醒后马上起床，可是这习惯很不好。因为在睡眠状态下，身体的各器官都处于休息的状态，血压下降，心率减缓，新陈代谢的速度也变慢。醒来后，身体就要从休息的状态一下子进入工作状态，如果各器官无法马上适应，就可能出现头晕、心慌、乏力、反应迟钝等问题。腰背有问题的人，突然起床还可能扭伤腰背。

而躺在被窝里，伸伸懒腰就能唤醒身体的各个部位，给即将进入工作状态的器官一定的缓冲时间。伸展双臂，后仰脖子，能够增加脑部的供血，而挺起腹部这个动作则能增强腰腹部肌肉的活力。翻身后用力向上拱背，还能让腰背和四肢的肌肉得到伸展，从而刺激到整个身体。

进行这样一番练习之后，身体的供血量会明显增加，新陈代谢开始加速，腰背部的肌肉也会变得强壮有力，这时起床，身体已经做好了准备，所以你起床后就能精神十足。

其实，伸懒腰是上班族女性告别疲劳、保持精力旺盛的“法宝”，在办公室里坐久了，往往都是低头弯腰地工作，身体得不到充分的活动，时间一长，大脑和内脏的供血就会不足，身体内的废物也无法及时排出，人就容易产生疲劳感。而伸懒腰能够活跃全身的肌肉，增加大脑和内脏器官的供血和供氧，从而有助于缓解疲劳。如果你觉得在办公室里伸懒腰的姿势不雅，那你可以在走廊或洗手间里伸个懒腰，既能让身体感觉舒适，还能维持优美的体形。

美颜提醒

起床后，你不但要多伸懒腰，还要注意不要马上叠被子。人体本身就是一个污染源，经过一夜的休息，呼吸产生的水汽、身体脱落的皮屑及排出的其他污染物都会附在被子上。最好的办法是，把被子反过来，让这些污染物散发掉，洗漱之后再叠被子。

喜欢在镜前摆“养生pose”的女人不容易老

女人都爱照镜子，这是个很好的习惯，而且很多女性都能在镜子前轻易地找到自己的身材问题。如果你起床后，能好好利用照镜子的这段时间来摆一些pose，活动一下身体，不但能够及时自诊，还能起到不错的养生效果。

没时间专门做运动的上班族女性要懂得利用零碎的时间，而在镜子前打扮自己的这段时间，也是做运动的好时机。你只需摆摆简单的pose，就能很好地塑形、美体，同时还能及时发现身体的一些问题，并马上改善。

“蹲马步”是个不太雅观的动作，注意形象的女性自然不愿意当众练习。不过，你可以利用在镜前打扮的这一小段时间来练习一下这个姿势，能很好地塑造腿形、强健腰肢。

练习时，面对镜子，双腿分开略宽于肩，两手叉腰，上半身挺直，膝盖慢慢弯曲，下压双腿，直到大小腿之间呈直角。保持这个姿势一会儿，你会感觉到腿部的肌肉在收紧。

如果你嫌蹲马步的动作不好看，可以练习一些更具美感的动作，比如芭蕾舞的一些基本姿势。

站在镜子前，左脚脚尖朝前，右脚脚跟和左脚脚跟相碰，脚尖朝右，双腿并拢，呈“丁”字站立，慢慢抬起右手，向右高举过头，眼睛一直注视右手，直到抬到最高处。保持这个动作一会儿后，换左手重复之前的动作。经常练习这套动作能让你的颈部肌肉和手臂肌肉得到伸展，为你塑造优美的颈部曲线，也能让双臂的肌肉更紧实。

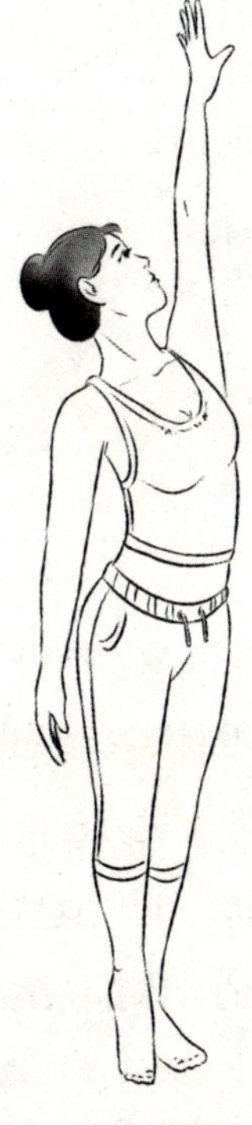

接下来，在镜子前站好，双腿并拢，目视前方，然后用两手扳起左脚向上托举，左脚跟贴近右大腿根部，脚掌整个贴在大腿上，然后双手合十在胸前，慢慢高举过头顶。

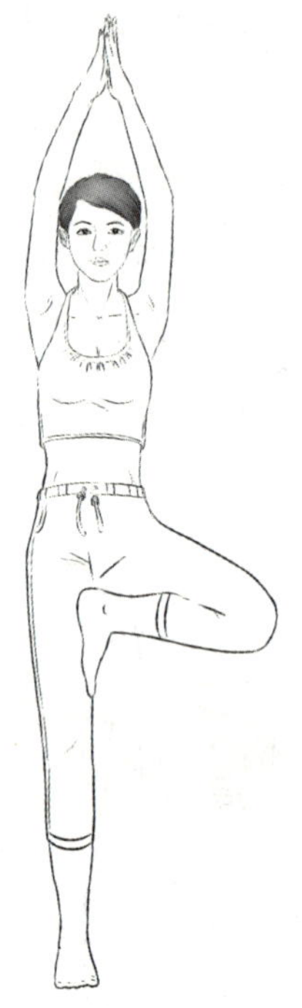

保持这个姿势一会儿后，换右腿重复同样的动作。这个动作会增强你身体的平衡能力，让四肢和肩背部的肌肉得到伸展，人也变得精力十足。

其实，在镜子前的活动还能帮助你进行自我诊断。比如说，如果你在伸展肩颈的时候，感觉肌肉紧张或有酸痛感，说明这些部位气血淤滞，需要多做防护，以防出现颈椎病；如果你发现自己的身体存在浮肿的情况，则可能是有肾病或心脏病，需要及时到医院检查身体；在早晨进行镜前活动时，如果你感觉肌肉僵硬，关节不灵活，则可能有骨质增生的问题，及早发现就能及早治疗。

另外，上班族女性还需注意的是，要经常对乳房进行自测自诊。你可以站在镜子前，双手叉腰，身体向左右旋转，仔细观察镜子里的双侧乳房是否对称、皮肤有没有异常、乳头是不是内陷，这样，你就能及早发现乳腺疾病。一旦乳房周围出现异常，你就要及时就诊，从而把乳腺疾病消灭在萌芽状态。

镜前自检还是对身材的最佳监测，一旦你目测出腰部有“游泳圈”了，手臂部位有“蝴蝶袖”了，或是大腿的肌肉不再紧实，那就要加紧运动，以维持身材的苗条。

美体提醒

要想让身体时刻维持完美的状态，上班族女性不但要注意运动时的姿势，更要从平时的坐立行走等姿势做起，养成一个良好的习惯。“站如松，坐如钟，行如风，卧如弓”是古人对日常姿势的最佳概括，在平时的生活中，上班族女性就要注意做到这一点。

1分钟的舒展操，堵车不忘塑美体

堵车是都市人群躲不开的麻烦，有些人会心急火燎地抱怨不止，心情因堵车而变得很差。有些人则自得其乐，把堵车的时间利用起来。其实在堵车时，你完全可以抓紧时间做运动，伸伸胳膊动动腿，既有好心情，又能巧妙健身。

堵车对上班族女性来说，实在不是什么新鲜事，很多人因为堵车而使一天的心情都变得很差。其实，为了堵车而烦躁、焦虑大可不必。现代研究证明，有车一族中过度疲劳或是患心脑血管疾病的人数要远高过没车一族，这和长期出现的堵车时的糟糕情绪有直接关系。试想，你开车本是为了让自己更方便，可如果因为堵车而让自己陷入疾病的困扰，岂不是与开车上班的初衷相去甚远？

怎样将堵车的时间为“我”所用呢？汽车内的空间十分狭窄，在这个小小的空间里做运动是需要一定技巧的。

你可以把右臂屈肘，放到左胸前，左手握住右肘往后推，感觉右上臂得到了伸展。然后换方向，伸展左上臂。

双手绕过头部，交握，用力让身体往前倾，这样能缓解肩颈部的疲劳。

右手握住左肩，左手握住右肩，双手适度用力，像是紧紧抱住了自己一样，这样能让双臂得到伸展，对放松肩膀也有一定作用。

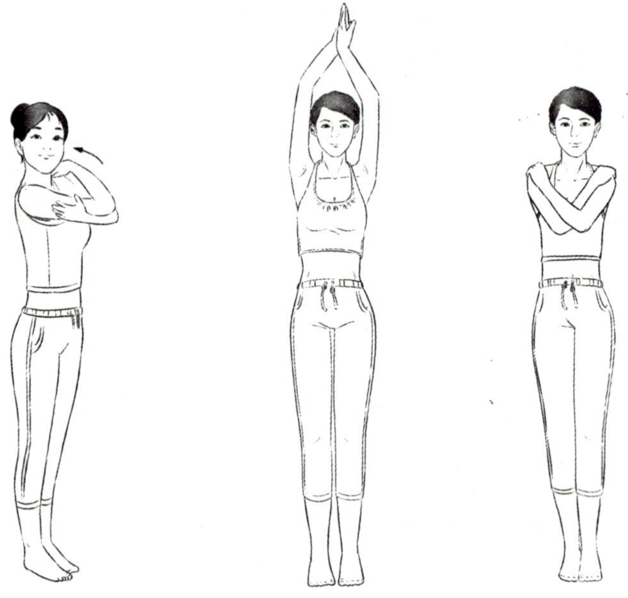

另外，车厢也是个活动手腕的好地方。你可以把手侧放在方向盘边，然后左右滚动手腕，使手腕部位得到按摩。把双手放在方向盘两侧，掌心下压再轻轻放松，然后换掌心向上，轻压后再放松。这样的练习能够让手腕上下摆动，有利于改善腕管综合征。

堵车时，你除了可以动动胳膊，活动手腕外，还可以活动腰腿部位。你可以向前坐一点，只让臀部接触1/3的车座，双手向后抓住车座靠背，然后尽力向前挺胸，坚持几秒钟后放松，再让腰部尽力向后仰。这样能够让腰背部的肌肉得到伸展，有利于塑造优美的背部线条。

如果你想要动动腿时，那就要注意安全，先拉上手刹，再用力伸直双腿，绷紧脚面，然后屈膝，双腿收紧，贴近腹部，这样能够缓解双腿的疲劳，让腿部肌肉得到很好的放松。

有小肚子的人还可以趁堵车的这段时间练习一下收缩小腹的运动。你只要坐在车座上，先尽力呼气，感觉身体里的空气全部呼出来，然后用力吸气，同时用力收紧小腹，感觉整个腹部都凹陷下去了，呼气时放松腹部。这样重复练习多次，能很好地减掉腹部堆积的脂肪，还能锻炼腹肌，让你的小腹更平坦。

需要提醒你的是，堵车时做运动一定要注意安全，最好是先拉好手刹。这样即使你的动作幅度稍大，也不会担心出安全问题。

美体提醒

如果堵车让你变得情绪烦躁起来，那你就要及时提醒自己做一做深呼吸。你可以边深呼吸，边练习收缩和放松臀部的动作，这样既能转移你的注意力，让你不再烦躁，还能帮你塑造一个挺翘的美臀。

“拉拉扯扯”更健康

乘坐公交车的时间看似很无聊，其实，你可以利用这段时间做一点有意思的事，比如健身。就算在拥挤、没有座位的车厢里，你也不要无聊地站着，利用公交车上的栏杆和吊环拉扯一下身体，便能塑造优美的曲线。

对很多上班族来说，家和公司距离较远，要花一两小时在公交车上，实在是浪费、可惜。其实你完全可以把这些时间利用起来，把公交车变成自己的健身房。

公交车上都设有吊环和栏杆，人多拥挤时，抓着吊环保持平衡对很多上班族女性来说是较吃力的活儿。其实，这是个很好的锻炼时机。如果抓吊环对你来说十分轻松，你可以尽力伸手去抓栏杆，然后踮起脚，让手臂稍稍放松，再放下脚，手臂用力伸展。经常这样练习能很好地缓解手臂肌肉的紧张，双臂的肌肉也会越来越紧实。即使到了夏天，你也敢自信地穿无袖的衣服了。

抓住吊环，做一些旋转运动也能很好地锻炼臂力，紧实肌肉。先用左手抓住吊环，然后左右旋转手腕，做上一会儿后换右手重复同样的动作。你也可以用左手抓住吊环，头部靠在左臂上，用左手撑起全身，保持身体的平衡，再换右手重复同样的动作。

接下来，两手握住横杆，头部用力向后仰，直到你感觉颈部的肌肉酸痛为止。再用力向前低头，感觉后颈的肌肉在拉伸。这个动作对塑造美丽的颈部线条，防治颈椎病很有帮助。

或者你也可以试一试下面这一组动作：

一手握住吊环，身体向一侧倾斜，头部用力向下侧屈，感觉肌肉酸痛后，换另一侧进行同样的动作。这样能够增强颈部肌肉的力量，颈椎有问题的上班族女性最适合做这个动作。

双手握住横杆，伸展双臂，感觉双肩的肌肉也随之得到伸展，然后下压双肘，用力向上耸肩。这样能够活动肩部肌肉，预防因为久用电脑而造成的肩部酸痛。

抓住高处的横杆，用力踮脚，同时收紧臀部，以能感觉到臀部肌肉的紧张感为宜，坚持几秒钟后，放下双脚，放松臀部肌肉，不断地练习这些动作能让你因久坐而变大的臀部慢慢变得紧实、挺翘，而且还能修饰你的腿部曲线。

如果车厢里的人不太多，你可以左脚在前，脚后跟和右脚脚心相对，站成“丁”字，并随着车厢的晃动来不断调整身体的着力部位，从而保持身体的平衡。过几分钟交换一下双腿，这样能够锻炼身体的协调性，还有一定的瘦腿功效。

只要你有意识地去练习，你就能发现更多适合在公交车内锻炼身体的方法，也许短时间内看不出什么效果，但过一段时间，你就会发现身体在逐渐发生变化。

美体提醒

如果上公交车后，你没找到座位，那你可以抓住一个座位的椅背，双腿稍稍分开，上半身挺直，膝盖微微弯曲，臀部向后翘起，这时，你会感觉大腿上的肌肉变得紧绷起来，坚持几秒钟后放松。重复这个动作多次，能够让大腿的肌肉更加紧实。

爱给身体找“别扭”，不做上班奴

在漫长的旅途中，长时间坐在座位上会让你感觉身体紧张，筋骨僵硬，腰酸背痛。为了缓解这些症状，你在坐火车时，可以前后左右地扭动一下身体，也可以尝试把双手、双腿拧在一起，这样既能放松身体，又能轻松塑形。

对很多上班族女性来说，出差是常事。漫长的旅途，不仅会让人感觉烦闷、无聊。如果长时间不活动，还会身体僵硬，腰酸背痛。因此，不管你是坐硬座还是软卧，经常起来活动一下身体是很有必要的。

把右手手肘放在左手手肘内侧上面，右手张开，掌心向右，左手掌心向左，和右手贴在一起，感觉就像是双手手臂紧紧地缠在了一起。保持几秒钟后换方向，重复同样的动作。这个动作能让肩部和手臂得到伸展和放松，对缓解肩膀部位的疼痛很有帮助。

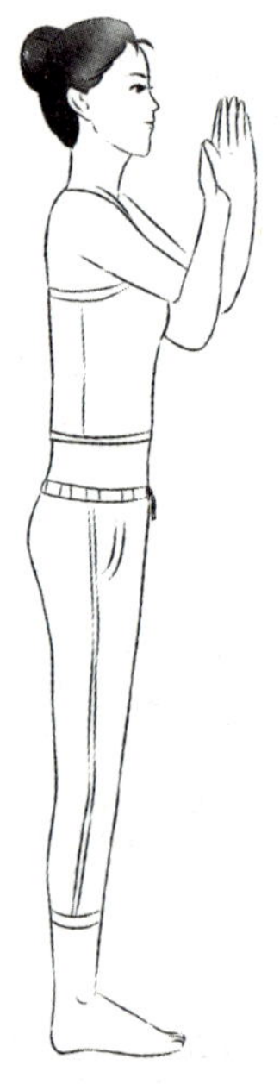

或者你也可以从座位上站起来，弯曲双膝，取下蹲的姿势，然后抬起左腿搭在右腿上，用右腿的力量撑起整个身体。保持这个姿势几秒钟后，换方向重复同样的动作。这个动作能增强腿部的力量，还有助于锻炼身体的平衡感。在虚坐下蹲的过程中，大腿、小腿和臀部的肌肉都得到了刺激，能有效缓解腿部的疲劳和僵硬，有助于塑造美丽的臀部和腿部曲线。

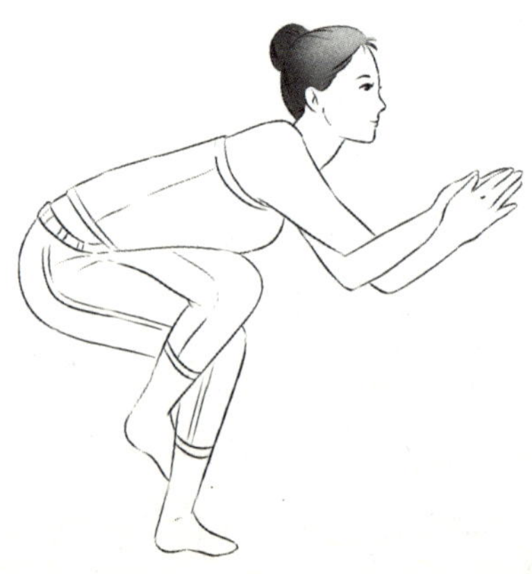

如果你感觉腿脚僵硬，那可以站起来，双手叉腰，用一条腿撑起全身的力量，另一腿用力伸直，脚面绷紧，脚尖点地，以脚踝为轴，先按顺时针方向旋转腿部，再按逆时针方向旋转腿部。这样交替练习能促进腿部的血液循环，让脚踝和腿部都得到锻炼。

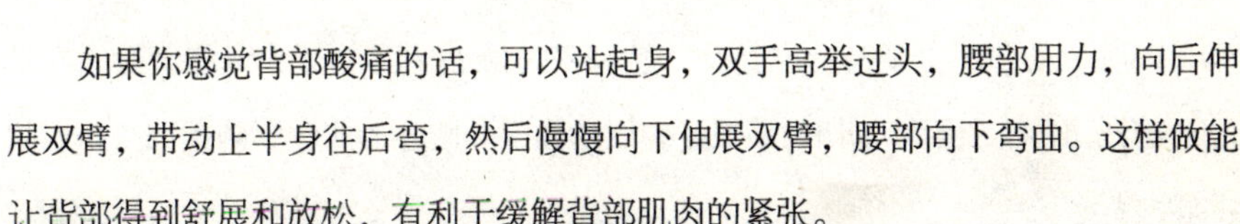

如果你感觉背部酸痛的话，可以站起身，双手高举过头，腰部用力，向后伸展双臂，带动上半身往后弯，然后慢慢向下伸展双臂，腰部向下弯曲。这样做能让背部得到舒展和放松，有利于缓解背部肌肉的紧张。

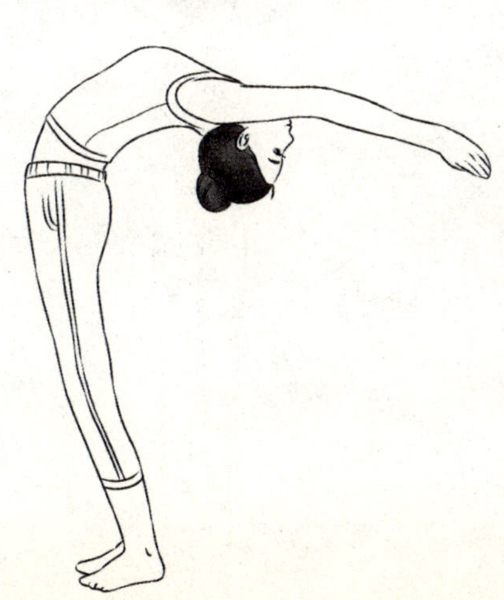

或者你也可以双手同时用力向左甩，让左手自然地击打在后背上，再向右甩手，让右手击打后背，不断地交替进行就能起到刺激肩背的作用，做上一会儿，你就会感觉到背部的紧张感慢慢消失了。

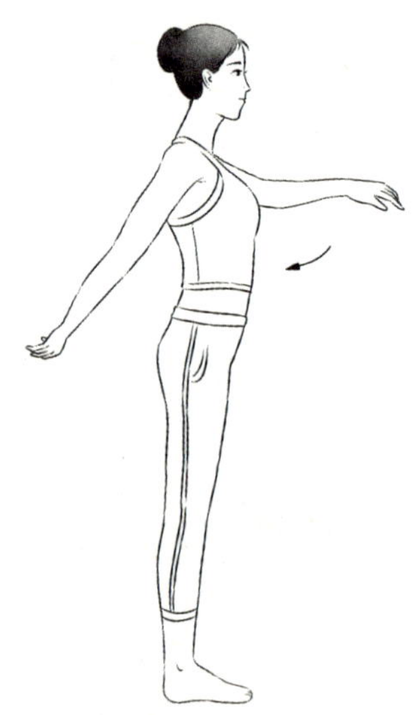

如果你感觉腰酸背痛的话，先直立，双手紧贴在身体两侧，头部向左侧转动，同时带动整个上半身向左转动，转到身体能够承受的最大限度，再向右转动。这套动作看似简单，却能够很好地活动颈部和腰部的肌肉，防止因久坐引起的腰酸背痛。

另外，如果你感觉肩膀那一块儿的肌肉很僵硬，那你可以试着把左手放在左肩上，抬起手肘，以肩部为轴，按顺时针方向转动，转几圈之后，再反过来按逆时针方向转动。左右手交替重复同样的动作，能缓解肩膀僵硬的症状。

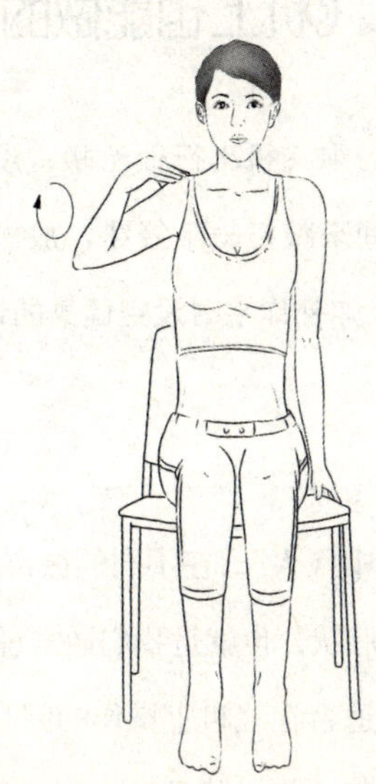

其实，只要有心，你就能够发现很多有趣的，能活跃全身肌肉的小动作。关键是，你的旅行不再枯燥。

美体提醒

手扶住座位的靠背，身体向后站立，然后屈膝，向上抬腿，动作幅度可以大一点。你会感觉到大腿肌肉紧绷。练习几次之后，换另一条腿重复同样的动作。这样反复练习，久坐不动的腿部就能够得到很好的活动，僵硬的感觉也会随之消失。

分享我的健康心经：飞机上也能做的保养术

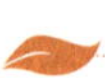

很多上班族女性认为乘飞机出行很无聊，没事可做，时间也变得特别难挨。如果利用这段时间来敲打一下经络，放松一下筋骨，不但会让你的旅途变得乐趣无穷，还能弥补你平时没空健身的遗憾。

上班族女性中有很多“空中飞人”，在不同的城市之间飞来飞去，时间长了，容易出现头晕、头痛、恶心等症状，也就是我们通常说的“飞机综合征”。

现在有些航空公司推出了适合在飞机上操作的健身操，很多人练完之后，感觉效果很不错。其实，除了这些“飞机健身操”外，你还可以练习一下循经敲打的方式，可以缓解疲劳，美容养颜。

经络是我们身体内气血运行的主要通道，经络畅通，气血流通就顺畅，脏腑功能也能维持正常，身体就不容易感觉到疲劳。而且气血畅通时，身体里的废物就能及时地代谢出体外，从而起到很好的美容养颜作用。

经络贯穿于人体的各个部位，而气血运行的干道主要是十二正经，也就是手之三阴、足之三阴、手之三阳、足之三阳。敲打四肢，就能够刺激十二正经，从而促进全身的气血运行。下面我就重点介绍几条有美颜作用的经脉。

手臂最上侧的经络是手太阴肺经，它起于胸部，沿手臂内侧运行，直到大拇指指端。经常敲打肺经能改善感冒、咳喘等症状。敲打时，手臂抬起，另一只手握空拳，沿肺经从上到下一路敲打，一直到达手腕处。另外，“肺主皮毛”，经常敲打还能让你的皮肤变得更加润泽。

如果你感觉自己体内的毒素较多，那你就要敲打位于手臂中间的手阳明大肠经。沿着手腕到肩膀的方向敲打手臂的中间位置，从下到上依次敲打，能清废气、通水道，帮你排掉体内堆积的毒素。

心脏功能弱或者是想要减肥的女性朋友则可以多敲打心包经。手厥阴心包经起于肩胛骨下缘，沿上臂内侧到达中指指端。从腋窝开始一直敲打到手腕处，每天坚持练习几分钟，不但能够让你的心脏功能变得更强健，而且还有一定的减肥作用。

另外，经常敲打足阳明胃经和足少阳胆经也能起到养生、养颜的功效。足阳明胃经位于大腿前侧，你可以从大腿根部的正前方开始敲打，一直敲到脚踝部位，可以刺激脾胃。因为胃经是一条多气多血之经，直接通达于面部，经常敲打，能让面部更有光泽。

而足少阳胆经位于大腿外侧的中线位置，坐飞机时，你可以把一条腿搭在另一条腿上，露出腿外侧，从大腿根部的外侧开始一路向下，敲打到外踝前脚背处。反复敲打数次后，换另一条腿重复同样的动作，这样有一定的瘦腿功效。

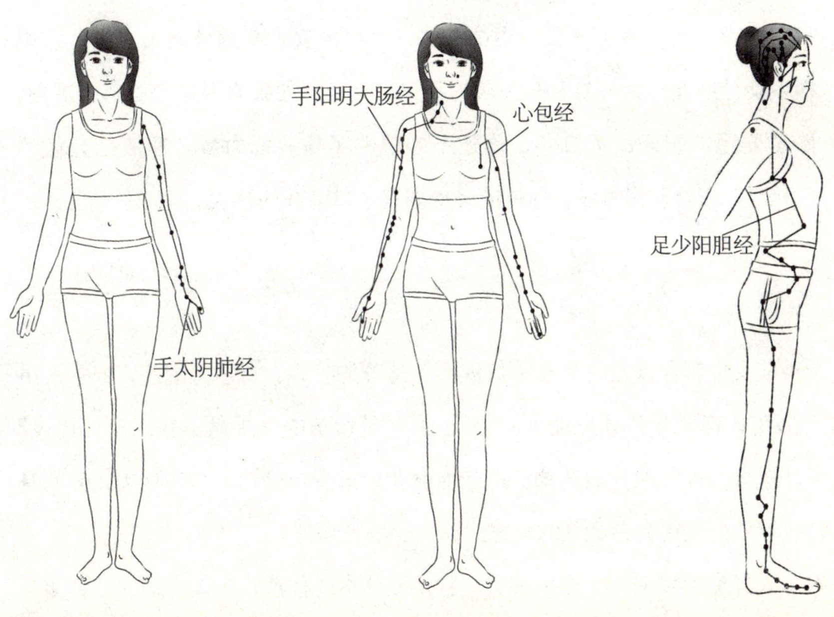

我在前面提到的这些动作，在时间上没有什么特别的限制，你在乘坐飞机或者是感觉无聊时就可以进行，看似不经意的敲打动作却能起到活跃气血的作用。值得注意的是，如果你正在经期、孕期或身体有其他特殊情况时，则要注意休息，不要随意敲打经络。

美颜提醒

不管你敲打哪条经络，用力都不宜太大，以身体感觉舒适为宜。如果你不太清楚经络的走向，则可以选择你感觉酸痛的身体部位进行敲打，这样的敲打更有针对性，也能很快地缓解身体的疼痛。

“齿若编贝”就这么简单

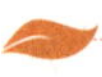

张嘴一笑，露出一口雪白的牙齿，这样的女性会格外动人，但生活中很多女性朋友都为一口黄牙而苦恼不已。其实，如果想要牙齿健康、漂亮，除了要经常刷牙、漱口外，你还不要忽略了唾液的力量。唾液是牙齿的“卫士”，巧妙利用唾液，你就能轻松拥有一口漂亮的牙齿。

上班族女性都希望自己拥有一口健康、整齐的牙齿，可事与愿违，很多人虽然每天都在认真刷牙，牙齿却不“争气”，老是黄黄的。那是不是只有“烧钱”的超声波洗牙、光敏贴片或药物漂洗才能够让牙齿变得亮白如雪？其实，你的身体里就有让牙齿变得亮白如雪的秘密武器，那就是唾液。

很多人都觉得唾液不干净，其实，它是很珍贵的体液，古人称之为“金津玉液”，有润五脏，养肌肤，让人健康长寿的功效。现代研究证明，唾液在保护牙齿方面也有十分重要的作用。唾液中的溶菌酶能有效抑制、消灭口腔中的细菌，如果唾液分泌不足，牙齿失去了湿润的外环境，患龋齿、牙菌斑、蛀牙，甚至是其他牙龈疾病的概率就会增加。而且，唾液能软化食物，以方便咀嚼，促进肠胃的消化和吸收。

此外，人体每天都会分泌大量的唾液，这些唾液不停地在嘴里流动，能很好地清洗牙面。如果身体缺水，唾液分泌不足，就会变得黏稠，牙齿上会生出一层颜色发黄的牙垢，可能还会出现龋齿。因此，保护好唾液，就等于是给牙齿筑了一道坚固的外围防线。

那么，我们该怎样利用唾液来让自己拥有一口漂亮的牙齿呢？

首先要保持精神放松，取一个自我感觉舒服的坐姿，闭上嘴巴，上下牙之间有节律地叩击，一开始力度可以较轻，然后慢慢加重，再轻重交替练习。叩齿约5分钟后，口腔中就会积蓄很多唾液。如果唾液不多，用舌头在口腔中轻轻搅动，先在牙齿内侧上下搅动，再在牙齿外侧上下搅动，然后，把聚集起来的唾液分几次咽下。

这个“叩齿咽唾液”的动作早晚各做一次。每次叩齿时，你要根据自己能够承受的力度和时间来进行。咽唾液时，要吞下的是无色稀薄的口水，如果嘴里有痰，则要先吐出后再聚集唾液。

轻叩牙齿能刺激牙周组织，促进牙周的血液循环，从而增强牙周组织的抗病能力。有牙周疾病的人可以适当练习这个动作。如果你的牙齿有松动的迹象，叩齿时，你一定要小心，用力不要太大。

这个方法虽然简单，对牙齿却有很好的保健作用，常做能够让牙齿更加洁白、坚固，但一两次是看不出效果的，所以要长期坚持。

美齿提醒

有些女性喜欢喝咖啡、茶或抽烟，这些习惯都会导致牙齿长牙渍、发黄、变色等。如果不改掉这些习惯，就算使用再多的美白产品，也无法收到很好的美白牙齿的效果，所以想要拥有一口雪白的牙齿，你就要改掉这些不良习惯。

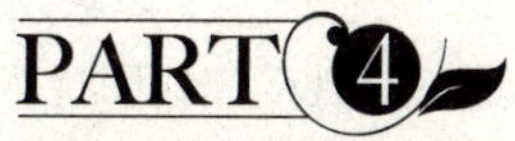

经、孕、产、乳期的特殊关爱 给你的美丽加加油

女人这一生会有几个攸关一辈子健康的关键时期，分别是月经期、怀孕期和产后月子期。在这些特殊时期，身体的负担会加重，很容易出现气血不足的症状，所以特殊期的女人是最需要关爱的，除了来自别人的照顾外，女人更要学会爱自己。

虽然特殊期会给上班族女性带来很多的不适和负担，但也是调理身体的最好契机。调理得好，不但能够缓解身体的不适，补充流失的营养，还能让女性变得更加光彩照人，青春焕发。

很老很老的“贴心方”——痛经不再愁人 

饱受痛经困扰的女性都希望能有一种可以彻底告别痛经的方法。其实，我们的老祖宗留下了很多调理痛经的“贴心方”，比方说红糖米酒汤就能很好地调经止痛。或者你也可以在月经到来前按摩太冲穴和子宫穴，能让痛经不再纠缠你。

很多女性受痛经困扰多年，久病成医，自己也总结出了一套对付痛经的办法。可是在尝试过各种各样的方法之后，她们发现痛经就像个摆脱不掉的影子，每月如期而至。其实，要彻底告别痛经，提前预防的效果最好。

痛经往往和心理压力大、气滞血淤、寒湿凝滞等问题有关。中医认为“不通则痛”，痛经就是经血流通不畅造成的，不管是血淤还是气滞，只要经血不能顺利排出，就会出现痛经。“通则不痛”，如果能保证经血排出顺畅，痛经就会不药而愈。

血是在经脉中运行的，疏通经脉就是缓解痛经的最好办法。而要疏通经脉，按摩的功效十分明显。比如说，你可以尝试在经期来临前按摩太冲穴和子宫穴。

太冲穴是肝经的原穴，中医认为，肝主血，肝经不舒，则气血不畅，容易导致痛经问题，特别是那些经常生闷气或焦虑不安的人。用拇指轻轻按揉太冲穴，以感觉微痛为宜。如果有压痛感，按揉时间可以稍长一些。两脚交替按摩，各揉1分钟，能疏肝理气、缓解痛经，还能调治其他妇科疾病。

除太冲穴外，子宫穴也是对月经有很大影响的一个穴位，它是经外奇穴，经常刺激能调理子宫、活血化淤、理气止痛，效果十分显著。经血本来就是血液和一些脱落的子宫内膜、子宫颈黏液及阴道分泌物的混杂液体，调理子宫就相当于疏通了经血的源头。

要提醒大家的是，如果你想使按摩起效，在经期前一周，你就要开始按摩这两个穴位，但月经来潮后就要停止。如果能结合艾灸，调理痛经的效果会更好。

另外，我再介绍给大家一个治疗痛经的贴心汤，那就是红糖米酒汤。这个老祖宗流传下来的治疗痛经的妙方，效果十分显著，大家不妨一试。

红糖米酒汤

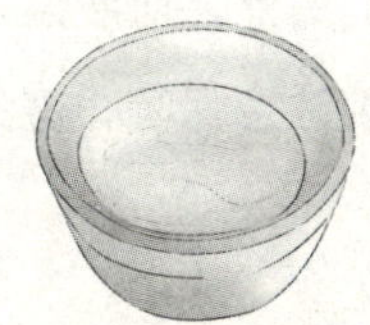

材料 米酒1杯，鸡蛋1颗，红糖适量。

做法 鸡蛋打入碗中，顺着一个方向打散；米酒倒入锅中，加入1碗清水，用文火煮沸后，缓缓倒入蛋汁，煮熟，加入红糖调味即可。

服法 经期服用，每天一碗，连喝三天。

米酒就是醪糟，富含多种营养成分，性温，味甘辛，有活血止痛、温中散寒、提神解乏、润肤美颜的功效，因为含有少量酒精，所以它还能促进血液循环，帮助消化，增进食欲。尤其是自制的米酒，味道醇美香甜，能很好地补虚损，舒筋活络，强壮体魄。鸡蛋性平，味甘，有补肺养血，滋阴润燥，补益气血的功效。红糖则是补血佳品。这三味同煮，能活血化淤，滋阴养颜，理气止痛，是痛经患者的良药。但米酒中毕竟含有酒精，所以一次不宜吃太多。

有的女性从初潮开始就痛经，月月都不落空，这让她们产生了一种恐惧感，每次快到经期时都会提心吊胆，这种心理压力会加重痛经的症状，变成一种恶性循环。所以，处于经期的女性朋友要注意放松心情，在经期之前可以做一些轻柔的运动，散散步或做一些柔和的体操，以舒缓紧张感，保持愉快的心情。

久坐办公室的上班族女性因为缺乏运动，气血循环容易变差，甚至会气滞血淤，从而导致痛经。这些人的经血往往颜色暗淡，并伴有血块。有的人还爱吃冷饮，这样容易导致寒湿凝滞，出现小腹冷痛、经血暗淡等症状。对这些情况，你就要注意理气化淤、祛寒除湿。还有的女性朋友气血虚弱，往往月经量少，经血颜色还很淡，小腹隐隐作痛，有坠胀感。这样的痛经，要通过益气补血才能够很好地止痛。

美颜提醒

在月经来临之前，双手交叠放在肚脐下的位置，紧压住小腹，慢慢按揉，直到小腹微热为止，这样做能暖腹调经，促进气血循环，从而缓解痛经。另外，为了预防痛经，你不宜在经期做剧烈运动，要忌吃生冷和辛辣等刺激性食物。爱吃水果的女性朋友，在经期也要少吃。另外，血液温则行，寒则滞，为了保证经血顺利排出，在经期，你一定要注意保暖，避免寒湿的侵袭。

好好爱自己——经期头痛的自我调治法

上班族女性在工作中经常会遇到一些棘手的问题，平时还好，如果恰逢经期，往往让她们感觉压力更大，精神更紧张，从而引发经期头痛。很多人只能无奈地求助于药物，其实，你只要适当地按摩，再配合一些加味玫瑰花茶就能够很好地缓解症状。

你是否也有过这样的经历？每到经期就会头痛，尤其是经期的头一天，但是随着经期的结束，头痛也就停止了。有些人的头痛只会持续几分钟，稍稍忍耐就能过去，可有些人却从头部一侧一跳一跳的疼痛开始逐渐加剧，直至出现恶心、呕吐等症状。头痛的时间会持续一天以上，睡了一觉之后，情况才会稍有缓解。这样的经期头痛不仅会耽误工作，还会严重影响身体健康。

中医把这种在经期前或经期后出现的头痛称做“经行头痛”，和血气的运行不畅有关，多因气血亏虚、血淤或肝火旺所致，尤以气血亏虚为主要原因。因为女性在经期会流失大量经血，从而使身体出现气血亏虚的症状。气血一旦亏虚，血虚就会使气血不能上养头窍而导致头痛。另外，血虚还会使得肝阳上亢，人就会出现头晕目眩、头痛不已的症状。如果经期头痛不能及时治疗，就可能变成周期性的头痛，成为上班族女性的一大心病。

和血有关的问题，都和肝脱不了干系。肝有造血、藏血的功能，女人行经耗血也要以肝血为中心。所以要缓解经期头痛，你可以从按摩肝经开始。

足厥阴肝经是一条纵贯人体的经脉，主要分布在腿内侧，起于足大趾爪甲后从毛处，沿足背内侧向上，经过小腿内侧和大腿内侧中线，向上到达胸腹部。

按摩时，端坐，一条腿搭在另一条腿上，露出腿内侧，大拇指沿着大腿内侧部位向下一路按揉到脚底，感觉疼痛的地方可以多按揉一会儿。按揉时不需要太用力，感觉稍微酸疼为度。这样做可以疏肝理气、泻肝火、调肝血。

肝经气血充足，经血就能顺利排出体外，头痛症状就能缓解。肝气通畅，上火的症状能得到有效的抑制，面部的痘痘会消失无踪，皮肤也会变得红润、亮泽。

除循经按摩之外，你还可以喝些能镇定安神、抗忧郁的玫瑰花茶。很多上班族女性在经期情绪很低落，这会加重经期的头痛症状，而玫瑰花的香味能够把你从剧烈的头痛中拯救出来，让你的心情马上“阴转晴”。

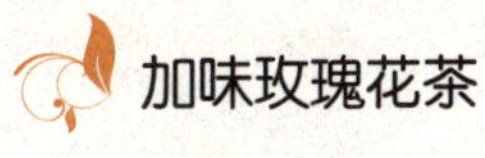

加味玫瑰花茶

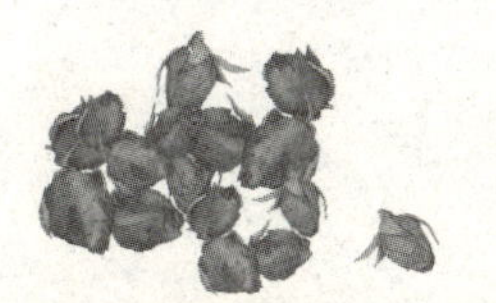

材料 干玫瑰花苞10朵，红枣3颗，蜂蜜适量。

做法 把干玫瑰花苞和红枣一起放入杯中，加入沸水冲泡，加盖焖5分钟，至温热后，调入蜂蜜即可。

服法 代茶饮用。

玫瑰花是上班族女性的养颜圣品，不但香气浓郁，还能柔肝活血，疏肝解郁，从而缓解经期头痛。常喝玫瑰花茶，还能够振奋你的身心，缓解皮肤色素的沉着，让自己拥有玫瑰花一样动人的面容。你还可以根据身体的需要调整玫瑰花茶的配伍药物，如用西洋参或枸杞来代替红枣，能补足气血，让面色更加红润。

另外，巧克力被称做让人快乐的食物，能缓解经期情绪低落的症状，不过，不是所有的巧克力都适合在经期食用。我们知道，巧克力是以可可粉为主要原料制成的，可可本身是没有甜味的，人们为了更可口，才在巧克力中加入牛奶、糖、坚果等其他成分。

有些巧克力的可可脂含量极低，虽名为巧克力，实际上只是糖果而已。这些巧克力吃起来甜得发腻，并不适合经期食用。所以，经期女性最好选择可可含量较高的。

还需注意的是，巧克力不要一次吃太多，否则会加重经期烦躁的症状，效果适得其反。如果你担心发胖，又想改善情绪，可以将全麦面包、麦片等和巧克力搭配食用，这样能增加饱腹感，又不会热量太高。

美颜提醒

玫瑰花的活血功效较强，所以月经过多的上班族女性经期不宜饮用玫瑰花茶。泡完的玫瑰花也不要丢掉，把花朵捣碎，敷在脸上，等到变干后洗去，能够滋润皮肤，提亮肤色，消除色斑，是绝佳的美容品。

“草”养女人，幸福一生

月经期早了或是晚了，老是时间不定，这会让上班族女性十分紧张。很多人会因此怀疑自己的身体出了什么大问题，可到医院检查也查不出什么毛病。在这种情况下，我建议你多吃些益母草膏，不但能调理好月经，还能美容养颜，让你变得更加美丽动人。

月经不定期是月经不调的一种，多是因为内分泌失调引起的。工作压力大、精神长期过度紧张、过食生冷食物、饮食不规律、熬夜等种种习惯都可能影响到内分泌，让月经不再“循规蹈矩”。很多人出现月经不定期的问题之后，会选择使用激素。激素虽然能够很快起效，但副作用也很大。单是激素能使身材迅速变胖这一点就会让上班族女性望而却步。

月经不定期不但会加重女性朋友心理上的紧张感，还会影响她们的皮肤状况，不断出现色斑、暗疮、肤色暗沉等问题，让她们的容颜受损。

其实，中药中有一个治疗月经不定时的“法宝”，活血调经的功效奇佳，那就是益母草膏。

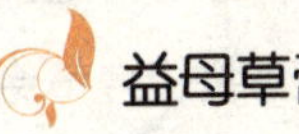

益母草膏

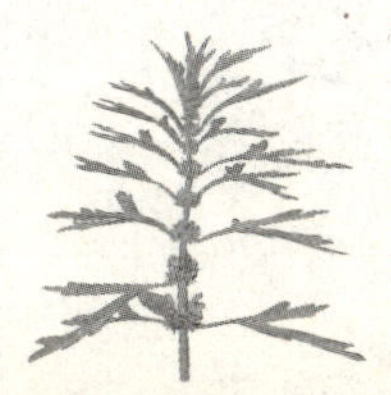

材料 新鲜益母草500克，红糖200克。

做法 把益母草切碎，放入锅中，加入清水煮2小时，滤出汁液，再加入清水煮2小时，滤出汁液。把两次的煎液合并，继续煎煮浓缩成相对密度为1.21～1.25的清膏。每100克清膏加入红糖200克，加热熔化，再次浓缩成规定密度的膏状即可。

服法 口服，一次10克，一日两次。

益母草膏是调理月经不调的妇科良药，如果你嫌制作麻烦，可以直接购买成药服用。益母草有很好的活血调经、清热解毒的作用，是女人的“好朋友”，也是历代医家用来治疗妇科疾病的要药。但需注意的是，并不是所有人都可以用益母草，因为它的破淤作用较强，能够去淤生新，对调治因血淤造成的月经不调、闭经、月经量少等功效奇佳，所以如果你没有血淤或阴虚血少的情况，建议少用益母草。

除了能够调理月经不定期外，益母草还有很好的美容养颜、抗衰防老的功效。把益母草和桃仁、当归等搭配，有祛斑美白的功效，能减少皮肤的色素沉着。另外，上班族女性平时多吃些益母草煮鸡蛋，能够很好地补益气血，调经止痛。

做法是把鸡蛋洗净后和益母草一起放入锅中，煮至蛋熟后，去掉蛋壳再煮20分钟。这样煮出来的鸡蛋增加了益母草的清香气，是女人调经的宝贝，时常吃一些能够活血散淤，缓解经期胸腹胀痛等不适症状。

如果你的脸上有久治不愈的痘痘，使用益母草也能收到不错的效果。把整株益母草晒干后，研成粉末，放在鲜榨的黄瓜汁中，加入适量蜂蜜调匀。洗完脸后，作为面膜敷脸，干后洗净。使用几次，就可以祛痘润肤，让肌肤更加白皙、细腻。

美颜提醒

脸上有痘痘的女性朋友，可以把益母草加入香皂中，用来洗脸，能很好地祛痘。做法是把益母草洗净，晾干后，烧成灰，和等量的香皂一起加热熔化，并调匀，冷却后成形即可。每天早晚用益母草香皂洗脸，痘痘会很快消失。

不紧张的生活，全靠白扁豆橘皮粥

经前紧张综合征对上班族女性来说，并不陌生。精神紧张、抑郁、焦虑、易怒、情绪不稳、失眠、头疼、乳房胀痛等身体和精神上的种种问题会严重影响上班族女性的生活和工作。要消除这些紧张情绪，白扁豆橘皮粥就能帮你忙。

很多上班族女性在月经到来前，情绪会变得十分反常，平时的温柔有礼没了踪影，还变得十分烦躁，看什么都不顺眼，为一点小事就大动干戈，而且情绪波动极大，常出现抑郁倾向。这可不是耍脾气，而是一种“病”，所以有时候女人发脾气的时候，我们要充分体谅，不能对着干。

医学认为，经前期紧张综合征是月经前体内激素失调造成的。不同的女性，经前紧张的状况差异很大。有些人很轻松就度过了，而有些人则会出现失眠健忘、头痛乏力、焦虑紧张、腹痛腹胀及手足浮肿等症状。为了让自己安然度过这个特殊时期，你就要学会自我调适。

在调适心理方面，有一个很有趣的现象：人越闲，情绪往往越难控制。为了调整好自己的情绪，女性朋友在月经前可以多做一些轻松的工作，让自己“忙”起来，从而分散注意力。但如果工作十分复杂、困难，则不适合在这个时期做，否则工作上的压力会加重经前紧张的症状。如果经前紧张的症状十分严重，你还要给自己一些休息的时间，做一些能够放松身体的运动，比如说游泳、做瑜伽、慢跑、打网球等都很不错，身体上的放松能够使你的紧张感得到缓解。但如果来了月经，你就要避免游泳或剧烈的运动，以防健康受损。

有些上班族女性偏爱药物，认为所有的疾病都可以通过药物来治。可是，经前期紧张综合征的发病原因尚不明确，服用药物对有些人起效，对有些人则毫无作用，这时，你可以尝试多吃一些能够稳定情绪的食物，比如说，白扁豆橘皮粥就是个很好的选择。

白扁豆橘皮粥

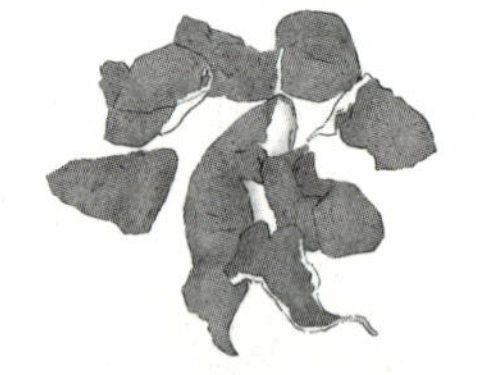

材料 白扁豆1杯，陈皮10克，粳米1杯。

做法 把陈皮掰成碎块，白扁豆洗净，放入沙锅，加入适量清水煮沸后，转小火煨煮半小时左右，再加入淘洗干净的粳米和陈皮碎块，用小火煨煮至黏稠。

服法 早、晚食用。

白扁豆性微温，味甘，有很好的补脾胃、和中化湿、消暑解毒的功效。经前紧张的上班族女性常喝加入白扁豆的粥，能够很好地调理脾胃，改善泄泻、呕吐、腹胀腹痛等症状，从而缓解焦虑、紧张的情绪。而陈皮性温，味辛苦，能够温胃散寒，理气健脾，是常用的理气药物，很多经前紧张的上班族女性会感觉胸闷腹胀，粥中加入陈皮，就能排除体内的积气，让人神清气爽。

另外，你还可以多吃一些牛奶、香蕉等含钙和镁丰富的食物，能让你镇定安神，从容安稳地度过这一特殊时期。

美颜提醒

如果你有喝咖啡或喝酒的习惯，在经期之前，一定要注意少喝。这些食物会刺激神经系统，加剧经前期的紧张情绪，还严重影响睡眠质量。你可以用花草茶来代替咖啡，同样可以缓解紧张的情绪，还能美容养颜。

保暖工作做得好，特殊期就过得好 

不管你有多么爱美，月经期间都不要把身体暴露在外。一旦寒凉入侵，就算短时间内没有什么影响，将来可能出现的问题也会让你追悔莫及。保暖是让你健康度过经期的秘密“武器”。

所有的女人都希望自己面色红润、魅力四射，但漂亮也是有前提的。如果健康都不能保证，漂亮就成了无根的花朵。很多女性朋友特别爱美，在经期也会穿露腰、露腿的衣服，虽然短时间内确实能够吸引别人的视线，可时间一长，痛经、月经紊乱、腰腿疼痛等问题就会不断出现，脸色也会变得暗淡无光。

在月经期间，经血能否顺利排出体外，是身体能否恢复的关键。而身体温暖，没有寒气凝滞，经血运行才能畅通，所以经期的女性一定要做好保暖工作。

在这个特殊时期，身体的抵抗力会下降，很容易被风寒、邪气侵袭，特别是腰腹部位，所以你一定要注意保暖，不要着凉。夏季待在空调屋里时，你要记得给自己加一件外套，秋冬季节，则不要穿短小的裙子出门。就算你想要“美丽冻人”，也要过了经期再说。另外，你可以在月经期穿上袜子，脚底一暖，整个身体就会暖洋洋的。

爱吃冷饮的女性朋友，在月经期就要管好自己的嘴。寒凉的食物吃得太多，不但会伤及胃气，更会影响到月经。很多女性朋友在夏天时都容易痛经，很大一部分原因就是冷饮吃得太多。

旧时女子有月经期间不洗头的讲究，担心洗头会让身体受寒。现代人的生活条件好多了，保暖的措施也很多，但月经期间还是应该注意不游泳，不被雨淋，不沾凉水或洗冷水澡。毕竟这几天是身体最弱的时候，需要好好照顾。

在家里爱光着脚的女性朋友则要穿好鞋。虽然夏天里，光脚走在凉地板上会感觉很舒服，可是湿气会进入身体，使气血运行不畅，从而引起腰腿疼痛或痛经。

如果你感觉在月经期间身体寒凉，那可以通过一些简单的办法，让身体很快暖起来，热敷的效果就很不错。先准备一个小布袋，装入红豆，把袋口缝好，放入微波炉中，加热几分钟。取出后隔着衣服放在腹部或其他感觉寒凉的部位，慢慢热敷，身体很快会变得温暖。红豆加热之后，会有一股很香的气味，闻着也会让心情变得愉快起来。

如果能配合足浴，效果更佳。月经期的女性朋友可以用比平时略烫的水来泡脚，如果情绪不好，可以在水中滴入几滴玫瑰精油，或撒入一些玫瑰花瓣，闻着花香，感受着足部的热量慢慢传递到全身，能够让你放松身心，还能驱散身体里的寒气。经常这样做，还能促进气血的运行，让面色变得更加红润。

美颜提醒

如果你在经期感觉腹痛或手脚发凉的话，还可以喝一些生姜红糖水。把生姜（最好用老姜）切成细丝，放入杯中，加入一些红糖，冲入沸水。红糖溶化后，趁热饮用，全身马上就会暖暖的，痛经的症状立刻就能缓解。

孕中三件“宝”，让你好“孕”不衰老 

怀孕对任何一个女人来说，都是生命中的一件大事。孕妇的进食不但要保证自己和宝宝的营养，还要为生产储备足够的能量，所以消耗量非常大。但只要你在食物中补足三件“宝贝”，一定会让你好“孕”又美丽。

做妈妈是女人生活中一个里程碑式的改变，但是在孕期，很多人对进食都有一个错误的认识，就是如果想要宝宝发育得好，妈妈就要多进补，所以会买各种各样的补品来吃，结果准妈妈的体重直线增长。这样不但会使胎儿的体形过大，增加生产的困难，还可能会诱发准妈妈患糖尿病、妊高症等多种疾病，对孩子以后的生长发育也没有好处。

其实，你只要保证食物种类多样，做到粗细搭配、荤素适宜，奶制品、豆类、蔬菜、水果和肉食兼有，就能够达到孕妇的营养需要，保证胎儿的正常发育。怀孕的上班族女性一定不要挑食，也不要紧盯着自己的身材，适当比平时增加一点营养就可以，但不要暴饮暴食。

怀孕期间，身体的消耗较多，准妈妈很容易感觉饥饿。所以，在三餐之外准备一些充饥食物很有必要，我推荐给大家孕中必备的三件“宝贝”：八宝粥、香蕉和豆浆。

八宝粥是女性怀孕前期最好的补给品。这时候，胎儿的生长很缓慢，在饮食上，孕妇可以和孕前差不多。但这个时期，孕妇往往会有一定的妊娠反应，有些人的反应甚至会很强烈，吃下东西后，会呕吐。为了帮助身体更好地吸收营养，这时的食物要以清淡、易消化为主。而八宝粥中有多种杂粮，营养十分丰富，又易于消化、吸收，饱腹感也很强，还能健脾胃，非常适合胃口不太好的孕妇。

香蕉对正处于孕期的女性来说，也是很好的充饥食物。因为在孕期，内分泌会有所变化，准妈妈们常常会便秘，吃香蕉就能很好地缓解这种状况，而且它还能安抚情绪，缓解燥热，所以因燥热而胎动不安的孕妇每天吃根香蕉就能很好地去燥安胎。另外，香蕉含钾量十分丰富，能够帮孕妇快速补充精力。对爱美的准妈妈们来说，香蕉还是很好的美容物，因为它有滋润皮肤的作用。孕妇日渐丰腴，皮肤会变得粗糙、敏感，吃些香蕉，能够很好地滋润皮肤，让准妈妈的皮肤也变得白皙、细腻。

除了八宝粥和香蕉外，豆浆也是女性在孕期的必备食物。因为身体负担加重的缘故，多数孕妇会大量流汗，很容易缺乏B族维生素，而豆浆中的B族维生素含量丰富，铁、钙等矿物质的含量也很高，还十分易于吸收，所以多喝有利于补充孕妇所需的营养，而且多喝豆浆能使皮肤白皙、润泽，还不会让体重增长过快。

美颜提醒

为了很好地保胎，怀孕的上班族女性可以在食物中增加菠菜。尤其是在怀孕前的三个月，医生都会建议准妈妈补充叶酸。而菠菜中含有大量叶酸，用开水烫熟吃就是最好的补充叶酸的方式。

如何清清爽爽坐月子

正常情况下，女人坐月子时，三周左右恶露就会排尽。可有些人因为生产时气血损耗太多，会导致恶露不尽的现象。这时，喝些加味藕粉汤不但能促进恶露排出，帮助身体更好地复原，还能够补养气血，让气色变得更好。

十月怀胎，一朝分娩。经历过分娩时的大量出血、出汗和体力损耗，产妇的身体其实已经很虚弱了。这时，对她们来说，怎么吃就变得十分重要。吃好了，不但能够补足损耗的气血，还能为哺育宝宝打个好基础。可是不管你想怎样进补，都要从恶露排尽后开始，尤其是产后前两周。

民间多有给坐月子的产妇喝小米粥的习俗，这是很科学的。小米营养丰富，是产后调养的佳品。如果在粥中调入红糖，还能补脾胃，活血脉，促进恶露排出。但有人觉得清淡的粥会使奶水不足，喜欢给产妇喝肉汤。肉汤味道太淡往往难以下咽，他们还会在肉汤中加入很多调味料。

这看似营养的肉汤其实对产妇的身体恢复无益，而且会让产妇摄入更多的脂肪，不但不利于体形的恢复，而且宝宝吃了产妇的奶汁后，难以吸收，容易导致腹泻。另外，汤中的调味品太多还会加重体内的水分滞留，不利于水分的排出，所以产妇摄入的盐分要比平时少一些才好。

一般情况下，产妇的恶露会从血色慢慢变成白色，直至消失，这个过程大概会持续三周。但有些人因为身体太过虚弱，无法收摄血液，就会出现恶露淋漓不尽的情况，这时，身体就需要一些额外的帮助了，比如说喝些加味藕粉汤。

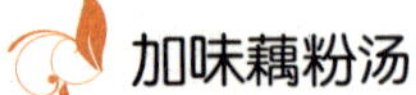

加味藕粉汤

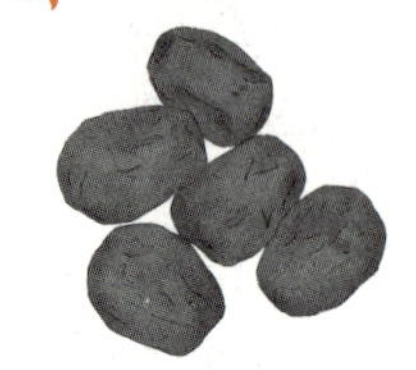

材料 藕粉1/2杯，红枣10颗，银耳1朵，冰糖适量。

做法 把银耳泡发后，撕成小片，和红枣一起放入锅中，加入适量清水，煮开后转小火，熬煮1小时左右，煮至银耳软烂，加入藕粉调匀，再放入冰糖调味即可。

服法 产后服用，一日可食用两次。

莲藕性寒，有清热凉血的作用，能消热渴，散淤血，健脾胃，养血生肌，止血散淤。将莲藕制成藕粉，既保留了莲藕的营养价值，又便于食用，味道也很鲜美，尤其适合体虚的产妇食用。另外，莲藕富含单宁酸，止血效果极佳，更为神奇的是，它止血而不留淤，能够帮助恶露不尽的产妇改善症状。

红枣则能补中益气，养血安神，对生产中大量失血的女性朋友来说，能起到很好的补益作用。

银耳能够润燥滋阴、美容润肤。产妇分娩失血后容易阴虚火旺，不能食用温热的滋补品，而银耳既能补虚，又不会生热。将这三者混合煮成汤，既能促进恶露排除，还能调理身体的气血，让产妇也能气色红润、动人。

美颜提醒

鸡蛋也是产妇常用的食品，可是产妇在刚刚生产之后，不宜马上吃鸡蛋。因为生产时产妇往往体力消耗很大，体液不足，消化能力也会下降，而鸡蛋不易消化。这时候，你最好喝些清淡的蔬菜汤或稀粥，以补充体力。

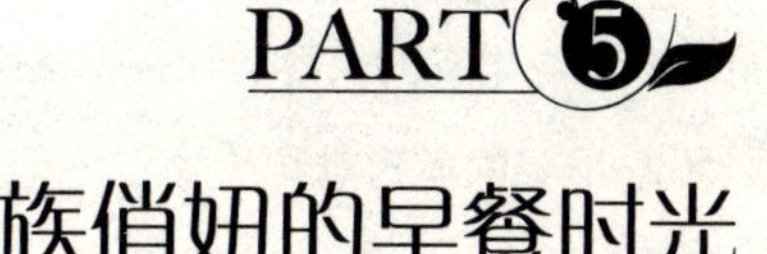

上班族俏妞的早餐时光——时尚养生站

一边急匆匆地出门，一边咬两口面包，在等红灯的时候喝一口牛奶，你的早餐是这样解决的吗？更着急的时候，是不是就放弃早餐了？如果你是这样的，那么，你需要改变了。早餐是一天之中最重要的一餐。吃好早餐，不但能让你在接下来的一整天里都神清气爽，还能让你的脸色变得光彩动人。不要再抱怨时间紧，赶不及了，每天早起10分钟，给自己做一顿快手早餐吧，这可远比你高价购买的那些营养面霜更管用！

能量早餐在几点吃最健康 

最健康的饮食习惯不仅仅是关心每餐吃什么，还要注意每餐什么时候吃。那么，早餐什么时候吃最好呢？多数人都是随心所欲的，起得早就吃得早。其实，最佳的早餐时间是在7点到9点之间。

很多上班族女性爱睡懒觉，养成了不吃早餐的习惯。其实，这样对身体是很不好的。不吃早餐的人容易精神不集中，工作效率都没法保证。对爱美的女性来说，不吃早餐的危害就更大了，不但容易加速衰老，还有可能影响你的减肥大计，而且还会使肠胃的消化功能减弱，导致肠胃疾病。所以，你千万不能不吃早餐。

但是，什么时候吃早餐最好呢？很多人对此并不在意。习惯早起的，起床之后就吃早餐；起得稍晚，就晚点吃，甚至不吃；到了休息日，就把早餐和午餐合在一起吃。其实，这些习惯都是不好的。

《黄帝内经》中早就强调了“食饮有节”，这不单是指饮食要注意节制，还说明了饮食要有规律，所以早餐吃得过早或过晚都不好，最佳的时间是早上的7点至9点。因为这个时段是胃经当令，是天地的阳气最盛的时候，这时吃早饭，胃经的气血十分活跃，东西吃进去之后，最容易消化和吸收。

吃得太早，脾胃得不到很好的休息。因为你睡着了后，其他脏腑得到了休息，但脾胃仍在消化晚餐，直到早晨时，晚餐消化、吸收得差不多了，脾胃才进入休息状态。这时候马上吃早餐，刚刚开始休息的脾胃只能疲劳应战，时间一长，脾胃就会变得疲惫不堪。试想，如果领导让你一味地工作而不休息，你是不是也会怨气冲天呢？

如果吃得太晚，甚至把早餐和午餐合到一起吃，同样对脾胃的运化功能不利。在胃经最活跃的时候，你不给胃吃东西，中午时你就会感觉饥肠辘辘，饿得甚至能“吃下一头牛”。这时，脾胃的负担又会一下子变得很重。不是过饥，就是过饱，脾胃也会发脾气哦！

实在没时间，那喝袋酸奶或纯牛奶也行。有些人喝过牛奶之后会出现腹泻或肠胃不适的症状，这往往是乳糖不耐受的表现。这种情况下，你可以用酸奶来代替牛奶。

为了让酸奶的口感更好，营养也更全面，你可以在喝酸奶时，切入一些水果丁或加几粒坚果，比如说，把5颗草莓和1/4个苹果洗净，切成小丁。10粒大杏仁，切碎，放入酸奶中，搅拌均匀即可，你也可按照自己的喜好加入其他水果和坚果。

美颜提醒

为了赶时间，很多上班族女性吃早餐的时候都是狼吞虎咽的，匆匆咀嚼几口就下了肚。这样的习惯对养胃美颜也没有益处。人的胃负责储存和初步消化食物，食物细碎，就更容易被脾胃消化和吸收，所以吃早餐时，你一定要细嚼慢咽。

晨起一杯蜂蜜水，排毒养颜“必修课”

经过一夜的睡眠，皮肤消耗了大量的水分，所以人体在早晨是十分缺水的。而本来应该排出体外的毒素，可能会因为缺水而无法排出，为了更好地排毒养颜，女性朋友最好在早晨起床后喝一杯淡蜂蜜水。

很多人早晨起床后容易感觉口干，会空腹喝些水，这是个很好的习惯。工作忙碌的上班族女性有时候会熬夜工作，起床后口干、咽干的情况就比较严重，老感觉体内有虚火直往上冒，所以早晨的这一杯水就显得尤为重要，不但能缓解口干的情况，还能排毒养颜。

一说起排毒养颜，很多上班族女性就来了精神，因为她们中有很多人会购买排毒养颜的药物来吃，其实，早晨喝一杯淡蜂蜜水的效果要远比药物有用。

在睡眠中，呼吸和出汗等情况也会消耗身体内的水分，所以你起床后会感觉口干，这实际上就是生理上缺水的一种反应。因此你早晨起床后，不要急着吃早餐，先喝一杯水，既能补充水分，又能滋润肠道，促进排毒。

那为什么要喝蜂蜜水呢？《本草纲目》认为蜂蜜“入药之功有五，清热也，补中也，解毒也，润燥也，止痛也”。而且它富含多种容易被身体吸收的营养成分，具有润肺生津，开胃补脑，润肠通便，消食除腻的功效。早晨起床后空腹喝一杯淡蜂蜜水，还能促进消化，增强身体免疫力，有胃病的人也可以长期喝。尤其是在天气干燥的秋冬季节，早晨喝一杯淡蜂蜜水不但能够滋阴润燥，还能补充体能，让你一整天都精神奕奕。

很多久坐办公室的上班族女性还有一个难言之隐，就是便秘。便秘不但会让她们十分苦恼，还会使体内的毒素累积，表现在脸上就是痘痘层出不穷。而早晨喝杯蜂蜜水能够滋润肠道，帮助排便，使皮肤变得越来越白皙、滋润，即使在干燥的秋冬季节也不容易出现干燥皲裂。需要注意的是，冲蜂蜜的水不要是开水，以防蜂蜜的营养成分被破坏。

夏天时，你还可以在蜂蜜水中加入几滴柠檬汁或一片鲜柠檬片，香甜可口的蜂蜜加上酸酸的柠檬，不但美味，还能提神醒脑、美白皮肤。

蜂蜜柠檬汁

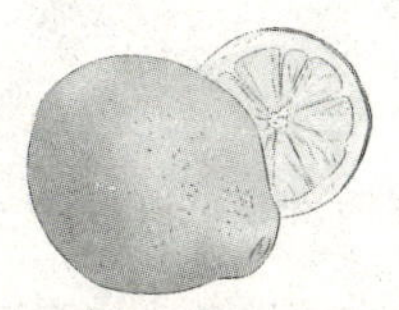

材料 蜂蜜1小勺，鲜柠檬1个。

做法 柠檬洗净后，横切成两半，取其中一半，切下一块小薄片，放入杯中，加入热水，放至温热后，调入蜂蜜，搅匀即可。

服法 早餐前空腹饮用。

柠檬切开后可以用保鲜膜裹起来，放入冰箱，第二天还可以继续切片泡水。它有很好的美白皮肤的作用，还能让你的口气清新迷人。

有的人喜欢在早晨喝些淡盐水，认为能润肠、稀释黏稠的血液，但现代人往往用盐过多，所以我建议你没必要在早晨就开始“补”盐，但如果你感觉喝淡盐水后身体很舒服，那就另当别论。

美颜提醒

早晨起床后喝水时，你要小口小口地慢慢喝，最好能感觉到水分缓缓滋润了口腔和身体，一定不要饮水太猛，否则会引起头晕、恶心等问题。另外，早晨饮水也不宜太多，以300毫升左右为宜，以免影响吃早餐的胃口。

黑豆精力粥真有那么好吗

不吃早餐的危害，想必人人皆知。可是早餐吃什么，却让很多上班族女性十分挠头。既要省时省力，又要营养充足，这几乎是所有上班族女性对早餐的要求。你要想一天都精力充沛，就要从给人“充电”的早餐开始。

一日之计在于晨，但要在分秒必争的短暂时间里挤出早餐时间来，这对很多人来说本就很困难，那到底怎样才能在这样匆忙的时间里吃上一顿高质量的早餐呢？

很多人觉得在家里做早餐很麻烦，又很花时间。其实，不管你是热衷于DIY的美食高手，还是初入厨房的烹饪菜鸟，给自己做一顿简单又有营养的早餐都不是难事。一碗黑豆精力粥就能让你一整天都神采奕奕。

黑豆精力粥

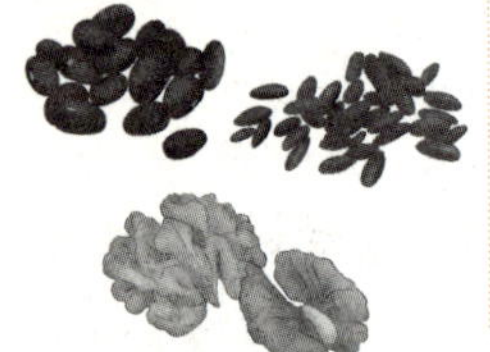

材料 黑豆1/4杯，黑米1/2杯，粳米1/2杯，核桃2颗。

做法 黑豆和黑米分别洗净后放入清水中浸泡4小时以上。核桃去壳，切成小块。粳米洗净，一起放入锅中，加入适量清水，煮开后转小火继续熬煮至豆烂粥熟。

服法 早餐加热食用，喜欢甜味的可加入适量红糖调味。

因为制作这款粥需要很长的时间，所以你要在前一天晚上就把粥煮好。在天气比较热的季节，你可以在粥煮好变凉后，分小份倒入保鲜盒里，放入冰箱冷藏。第二天早晨，你只要拿出一份放入微波炉里加热两分钟即可。如果天气寒冷，你可以在前一天睡觉前把所有材料放入电饭锅中，等煮开后，把锅拨到保温档，放置一夜，第二天早晨，你就能喝到黏稠软烂的粥了。

你不要小看了这小小的一碗粥，坚持喝下去，你就能发现，不但精力提升了，皮肤也会越来越白皙、润泽，而且头发也变得黑亮、柔顺了起来。

中医认为，肾藏精，是人体精气的来源。人要想精力旺盛，就要保证肾的健康。而豆为肾之谷，黑豆性平，味甘，是高蛋白、低热量的食物。《本草纲目》中记载说：“黑豆入肾，功多，故能治水、消胀、下气、制风热而活血解毒。”常吃黑豆，能够补虚乌发，养血补肾。核桃和黑米同样有不错的补肾功效。这几味同煮，能够把补肾的作用发挥到最大，所以黑豆补肾精力粥是最好的补肾食物，能够为工作繁忙的女性朋友“充电”，让她们变得活力十足。

每天两分钟，就能够完成这样一份营养又美味的早餐，你还在等什么呢？赶快来试试吧！

美颜提醒

黑豆对上班族女性来说，美颜的作用十分显著，在平时，你也可以用黑豆煮水喝，能够很好地延缓衰老。但黑豆一定要煮熟后才能食用，如果生食，可能会引起腹泻。另外，黑豆炒熟后，热性较大，多吃容易上火，所以建议你少吃。

“五行豆浆”，喝出来的美丽和健康

豆浆是女人的恩物，不但营养丰富，易于消化，而且四季皆宜，有很好的保健功效。如果你忙到连煮粥的时间也没有，那就给自己准备一个早餐的“好帮手”——豆浆机。早餐喝一杯“五行豆浆”，会让你的皮肤更加白皙、润泽。

对上班族女性来说，最好的早餐饮料就是豆浆了。只要配备一台豆浆机，你就能轻松制作适合自己的豆浆饮品了。

俗话说：“秋冬一碗热豆浆，祛寒暖胃保健康。”豆浆性平、味甘，能滋阴润燥，补虚清肺。《本草纲目》中记载说，豆浆“利水下气，制诸风热，解诸毒”。《延年秘录》则认为豆浆能“长肌肤，益颜色，填骨髓，加气力，补虚能食”。对女性来说，豆浆的保健功效更加突出。豆浆中的丰富植物蛋白能预防贫血，其中的大豆异黄酮和卵磷脂等更是天然的雌激素补充剂，能调节内分泌，还有延缓衰老、美容养颜的功效。

上班族女性久坐办公室，缺乏户外活动，脸色往往比较苍白，稍不注意还会出现肤色暗淡、长暗疮、长痘等问题。其实，你只要多喝豆浆，这些问题就能得到改善。为了让豆浆的养颜功效更加明显，你可以在豆浆中加点“料”，这就是我马上要介绍给大家的“五行豆浆”。

五行豆浆

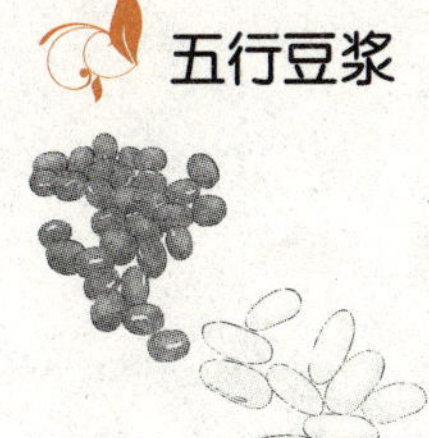

材料 黑豆、黄豆、赤小豆、绿豆、白芸豆各1/4杯。

做法 把这五种豆子放在一个大碗中，用清水洗净，加入适量清水浸泡一夜，第二天早晨一起放入豆浆机中，打成豆浆即可。

服法 煮开后做早餐饮用，也可以加入少量糖调味。

制作一杯豆浆一般需要十几分钟，你可以在早晨起床后马上把前天晚上泡好的豆子放入豆浆机中，打开机器，在制作豆浆的同时，你就可以去洗漱化妆。打扮完之后，豆浆也做好了，完全不必占用早晨的紧张时间。这样的一杯豆浆既香浓美味，又十分健康，是再好不过的早餐饮料了。

对豆浆和豆制品的好处，人人都有耳闻，那么，“五行豆浆”又有什么特别之处呢？中医里有“五色入五脏”的原理，这五种豆子分别对应了我们的五脏，能很好地平衡五脏的功效。其中，黄豆性平，味甘，入脾、肺经，能补脾脏，有补气健脾、养血润燥的功效；赤小豆性平，味甘，入脾、肝经，有补心的功效，能消肿利水、补血养心；绿豆性寒凉，味甘，入心、胃经，能清热解毒、开胃健脾，有补肝的功效；白芸豆性平，味甘，入心、肺经，有温中下气、益肾补元的功效，能补肺脏；而黑豆的功效在前面我已经提到了。“五行豆浆”把五种豆子打在一起，不凉不燥，能够让身体达到自然、和谐的平衡状态，从而起到美颜、抗衰老的作用。

美颜提醒

如果在夏天制作豆浆，为了防止温度过高而导致豆子发馊、变味，你可以把豆子放在冰箱的冷藏室内，这样打出来的豆浆十分香浓可口，口味更佳。

给你的生活加点色彩——“速食”鲜蔬早餐 

新鲜蔬菜是营养早餐中不可缺少的一部分。对上班族女性来说，最适宜的蔬菜就是能够生吃的“速食”蔬菜了，如生菜、黄瓜、西红柿、紫甘蓝等，简单调味做成沙拉，或洗净了直接生吃也可以。

养颜又提神的元气早餐，除了汤水饮料之外，蔬菜更是必不可少的。有些上班族女性经常会有长痘痘、便秘、下半身浮肿等烦恼，而在早餐中加入蔬菜就能很好地调理这些问题。因为新鲜蔬菜易于消化，有促进肠胃蠕动的作用，还能够很好地清热排毒，从而有助于养颜。

很多上班族女性十分偏爱各种西方快餐式的早餐，吃个汉堡，加杯咖啡或牛奶，十分方便，而且味道也不错。可是这样的早餐热量很高，而且不易消化，进食之后，身体的气血会集中在肠胃中以帮助消化，供应脑部的气血就会减少，人就容易头脑昏沉，思维迟钝，容易影响工作效率。而在早餐中加入一些新鲜蔬菜，就能促进食物的消化，从而使全身的气血循环得到活跃，这对改善头脑昏沉的状况也很有益。

还有些上班族女性的工作压力很大，经常熬夜，很容易上火，尤其是在早晨刚起床的时候，她们往往会口干舌燥、口苦、大便干燥等，如果不注意调理，脏腑功能也会跟着变乱了，脸上就会出现痘痘、斑点等各种各样的问题。在早餐里加入一些新鲜蔬菜能够滋阴润燥，补足身体的津液，还能有效帮助身体排毒。

既然蔬菜有这么好的保健作用，上班族女性该准备哪些蔬菜呢？西红柿、黄瓜、生菜、樱桃萝卜、紫甘蓝等能够生吃的蔬菜，在食用的时候最简单方便了。

只要清洗干净，切片或切段，夹在两片面包之间，配上切片的白水煮蛋，抹上番茄酱或沙拉酱，就是一个美味营养的三明治了。如果你早晨的时间有限，可以选择一种或两种新鲜蔬菜食用。如果你的时间充裕，那可以选择较多种类的新鲜蔬菜，做成一碗美味的蔬菜沙拉，这色彩缤纷的沙拉一定会让你胃口大开。

蔬菜沙拉

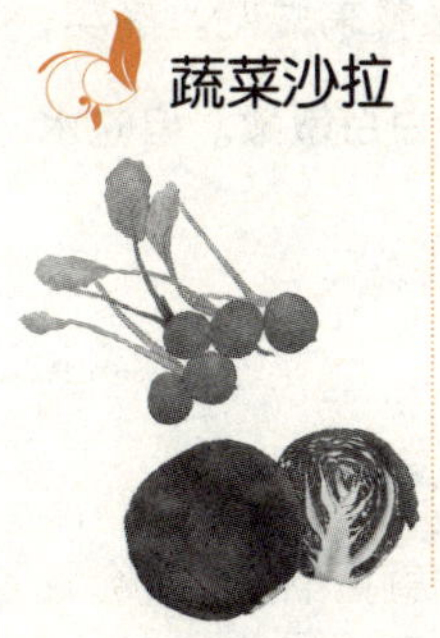

材料 西红柿1/2个，黄瓜1/2根，生菜2片，紫甘蓝1/2个，樱桃萝卜5个，大杏仁10颗，沙拉酱适量。

做法 把西红柿、黄瓜、生菜、紫甘蓝、樱桃萝卜分别洗净，切成差不多大小的片。大杏仁切碎，共同放入大碗中，加入适量沙拉酱拌匀即可。

服法 当做早餐食用，也可随自己的喜好加入其他新鲜蔬菜。

中医认为，最好的食物就是当季、当地的食物，所以在选择新鲜蔬菜时，你可以把选择范围集中在这些蔬菜上。即使是不能生吃的蔬菜，你也可以常备一些。蔬菜很易熟，在制作蔬菜沙拉时，把那些不能生吃的蔬菜加入开水中焯烫一下，马上捞出，挤干水分，就可以和其他蔬菜一起搅拌了。蔬菜种类越多，营养也就越丰富，对五脏也就有更好的均衡调理作用。

美颜提醒

生食新鲜蔬菜时，你需要注意饮食的次序。中医认为，胃喜燥，恶寒，所以生冷寒凉的饮食容易伤及胃气。吃早餐时，要先吃一些温热的汤水或牛奶，然后再进食新鲜蔬菜，这样既能保证营养，又不会损害脾胃功能。

测一测：你吃水果的方法对不对

女性朋友们对水果都十分偏爱，有些人甚至用水果餐来减肥。确实，甘甜美味的水果不但有助于减肥，还能让你的皮肤变得白白嫩嫩。但吃水果是有讲究的，最好是吃时令水果，而且要有所选择。

女性朋友们都想拥有白里透红的健康肌肤，只要皮肤好，就算不化妆也会气色很好，水果无疑是这些人的养颜圣品。水果中的营养成分能够祛除斑点，防止皮肤色素沉淀，消除皱纹，增加肌肤弹性，还有延缓衰老的功效。中医也有“五谷为养，五果为助”的说法，适量进食水果，就能很好地发挥水果助益身体的功效，让脏腑健康，充满活力。

很多女性吃水果时，都是想吃就吃，总觉得水果怎么吃都好。有的人则偏爱那些昂贵的水果，认为贵的就是最好的。还有的人不喜欢吃果肉，而是榨成果汁来喝。其实这些吃法都难以发挥水果的养生、美颜功效，因为吃水果也是有讲究的，吃的时间、种类、分量都要合适，才能够更有助于美颜。

俗语说：“上午的水果是金，中午的水果是银，晚上的水果就是铁了。”可见，吃水果的黄金时间就是上午。因此，你不妨把水果加入到早餐之中，或当做上午休息时的零食来吃。早晨起床后，很多人往往胃口不好，吃些酸甜可口的水果，如苹果、梨、葡萄、菠萝等，能够开胃，还能促进肠道的蠕动，便于身体消化和吸收营养。

有些上班族女性的体质偏寒，吃生冷的水果会刺激肠胃，让身体变得更寒凉，导致痛经等毛病。这些人则可以把水果放入早餐的粥汤中食用，苹果麦片粥就很不错。

苹果麦片粥

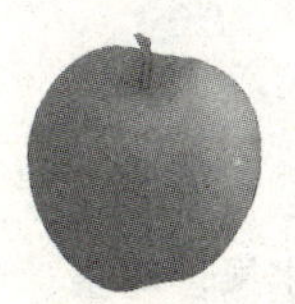

材料 苹果1/2个，麦片1/2杯，蜂蜜适量。

做法 苹果洗净，切成小块。即食麦片放入碗中，边加入沸水，边搅拌，至麦片黏稠，将苹果块放入麦片中拌匀，加入适量蜂蜜调味即可。

服法 当做早餐食用，可随自己的喜好加入其他不太酸的水果。

苹果性平，味甘酸，有生津止渴、健脾止泻、和胃降逆的功效。西方有“一日一苹果，医生远离我”的说法。在早餐中加入苹果，能醒脑提神。脾胃虚弱的人可以在上班时带上一个苹果或一小盒草莓，到上午10点钟左右，脾胃功能最旺盛的时候吃，更利于身体吸收。

需要提醒大家的是，并不是越贵的水果越有营养。最好的水果是当地、当季的。一个比较简单的选择就是挑大量出售的、比较便宜的水果。俗话说“一方水土养一方人”，吃当地、当季的水果才能够顺应天时，从而更好地平衡阴阳，让脏腑更健康。例如，西瓜是寒凉的水果，比较适宜夏季食用。如果你在寒冷的冬天吃西瓜，不但味道不好，还会让身体变得更寒凉。

爱喝果汁的女性朋友也要注意了，把水果榨成汁会让水果中的很多营养流失掉。比如说，水果中的膳食纤维大多富含于果肉之中，而膳食纤维能够促进肠道蠕动，加速身体排毒。体内没有毒素，皮肤才会白净，容光焕发。

美颜提醒

水果生吃最好，能够最大限度地促进人体对维生素等营养物质的吸收，但如果是在秋冬季节，生吃水果容易让人感觉肠胃不适。这时，你不妨把水果做熟食用，如冰糖雪梨羹、苹果汤等，更加美味、健康。

早餐更要吃得像平民

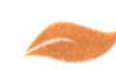

相较于馒头、煎饼之类的食物，上班族更容易接受水果、鸡蛋、牛奶等食物来作为早餐，但要想营养均衡，早餐还是要搭配一些馒头、煎饼之类的主食。

人人都知道，早餐要吃得像皇帝。可是有些人对此有误解，认为“吃得像皇帝”就是要多吃营养价值高的食物，所以很多上班族女性的早餐就是鸡蛋、牛奶加上一些水果。其实，这样的早餐也是营养不全面的，有必要加入一些馒头、煎饼等主食。

中医十分注重膳食平衡和食物的多样化，《黄帝内经》中就提出了“五谷为养，五果为助，五畜为益，五菜为充”的饮食原则，虽然鸡蛋、牛奶之类的食物能够给身体提供足够的蛋白质，但如果你长期不吃主食，身体就容易营养失衡，出现憔悴失色等症状。为了兼顾脏腑的平衡，对上班族女性来说，最好的早餐主食就是用杂粮制作的馒头、煎饼、面糕之类。

这些主食是用玉米、小米、黑米、糯米及多种豆类制成的，早餐中加入这些杂粮食物能够补充五脏的元气，促进五脏功能的平衡，从而有助于美容养生。

现代人已经意识到了养生的重要，我们无须自己动手就能从超市中购买到用杂粮制作的馒头、面糕之类的食物。如果你嫌外卖的食物不合口味，或担心营养不够，那你也可以自己动手制作。杂粮馒头和杂粮面糕制作起来比较麻烦，而且需要提前做好，建议你直接买来当做早餐食用。杂粮煎饼的制作很方便，也很快捷，如果你有兴趣，可以在家一试。

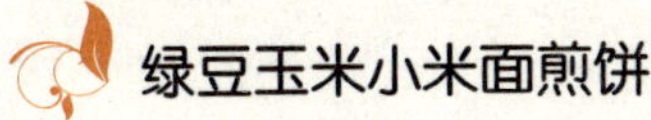

绿豆玉米小米面煎饼

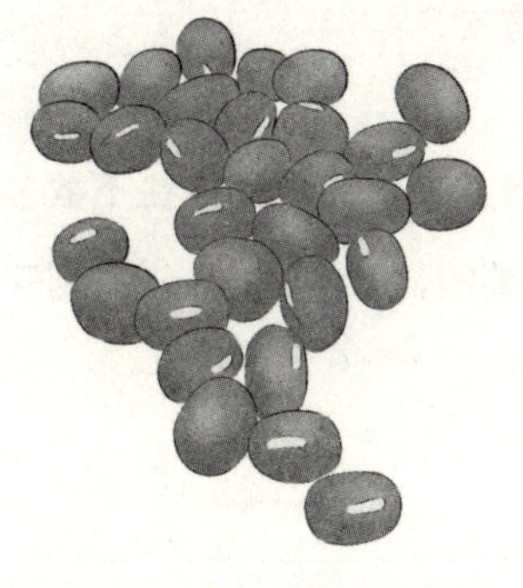

材料 绿豆面1/4杯，玉米面1/4杯，小米面1/2杯，面粉1/2杯，盐、食用油适量。

做法 把绿豆面、玉米面、小米面和面粉倒入一个大碗中，加入适量食盐，缓缓加入清水，边加水，边搅拌，直到调成面糊。在平底锅中薄薄刷一层油，用勺子盛一勺面糊倒入平底锅，将面糊摊成圆形，小火煎至一面凝固后，翻面把另一面煎熟即可。

服法 当做早餐食用，可随自己的喜好刷上番茄酱、麻酱等调味，或裹入鸡蛋、蔬菜等，味道更佳。

绿豆性寒，味甘，入心经、胃经，《本草纲目》称其“益气、厚肠胃、通经脉，无久服枯人之忌”。玉米性平，味甘，有调中开胃、清热利肝、延缓衰老的功效，是粗粮中的保健佳品。小米性凉，味甘咸，入肾、脾、胃经，《本草纲目》记载说，小米“治反胃热痢，煮粥食，益丹田，补虚损，开肠胃”。用这些杂粮制成主食，能够补益五脏、调理气血，从而美容养颜。当然，你也可以自己搭配这些杂粮的种类，经常变换组合，使早餐的营养更加丰富。

美颜提醒

有些女性朋友喜欢用酥脆的饼干或松软的蛋糕来做早餐，这也是不健康的。饼干太干，缺少水分，而且往往油脂含量较高，而蛋糕也是富含油脂和糖类的大户，营养成分单一，多吃容易造成营养不良。

管理好早餐，创造永久美的机会

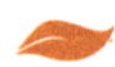

坚果被很多人当做零食，但因为油脂太高，上班族女性往往不敢多吃。其实，在早餐中加入一小把坚果是很有必要的，不但美味，还有利于健康。

在很多人眼里，花生、瓜子、杏仁、核桃、榛子等坚果都是零食，虽然十分美味，却往往望而却步，因为害怕热量太高，吃多了会长肉。其实，坚果是很好的健康食品，吃对了，还有美容养颜的作用。

坚果最好的吃法就是在早餐中加入一小把。很多人的早餐分量往往很少，容易导致营养不足，加入一小把坚果就能补足这部分营养，让早餐的质量大大提高。

如果你在为身材问题担心，那就大可不必了。因为只要你不过量吃坚果，热量就不会过剩，更不会让你的身材走形。而且坚果中的油脂多为不饱和脂肪酸，不但能降低血脂，还能为脑部提供充足的营养。

坚果向来被称做健康食品，营养十分丰富，而且集中了植物的精华。常吃坚果，还能够预防衰老。你可以将其拌入酸奶或早餐粥中食用。如果时间紧，直接生吃也可以。

中医认为，不同的坚果有不同的保健功效。杏仁性平，味甘，能滋阴润燥，止咳平喘，润肠通便，美容润肤；榛子性平，味甘，能够补脾益气，《开宝本草》称其能“益气力，实肠胃，令人不饥，健行”；花生性平，味甘，入脾、肺经，能够补脾益气、润肺化痰，有“长生果”之称；核桃则性温，味甘，入肾、肺、大肠经，能补肾助阳、润肠通便；松子性温，味甘，能润肺滑肠，久食能够健身心、润皮肤、延年益寿；而葵花子性平，味甘，常吃能够预防贫血、安定情绪，还有延缓衰老的作用。这些坚果，你可以根据自己的喜好来选择，也可以几种轮流吃，让早餐变成自己期待的美味。

很多人会选择甜点、饼干之类的零食来加餐，这些零食虽然口感不错，却毫无营养，多吃还会发胖。早餐时没吃坚果的女性朋友也可以把坚果当做零食来吃，虽然只是一小把，但营养丰富，能够让你马上精力倍增。

美颜提醒

上午加餐时，吃上一块美味的巧克力是不是会让你感觉心情愉快呢？如果你因为担心身材而不敢吃，那就可以把巧克力放在这个时间吃。加餐时，吃一小块巧克力可以帮助你振奋精神，补充体力，还能提神醒脑。

最佳黄金早餐实例介绍

看了这么多的营养早餐之后，你是不是跃跃欲试了？给自己做一顿美味又营养的早餐吧，每天10分钟的小小投入就能让你变得更美、更健康，这就是最超值的回报了。

最佳早餐搭配看上去似乎需要准备很多东西，其实，黄金早餐的搭配主要是三大类食物，你只要按照这三大类去准备，就会发现一点儿也不复杂。

一类是主食，包括馒头、面包、粥、煎饼、面糕等。第二类是牛奶、豆浆、鸡蛋、肉等富含蛋白质的食物。第三类是富含维生素的新鲜蔬菜、水果。至于坚果，从你的零食盒子里抓出一小把就足够了。

下面我就给你设计几款10分钟的快手早餐作为参考，你也可以按照喜好来自己动手搭配，这样，吃早餐的过程也会富有乐趣。

实例一：

蜂蜜水1杯（起床后，空腹饮用）

早餐搭配：

黑豆精力粥1碗+煮鸡蛋1个+酸奶1杯+大杏仁10粒+苹果1个

操作时间：约8分钟

操作方法：

起床后，先空腹喝1杯淡蜂蜜水。从冰箱里取出前一晚准备好的黑豆精力粥1份、酸奶1杯。把黑豆精力粥放入微波炉，定时3分钟。酸奶在室温下放一会儿，喝的时候就不会太凉。把鸡蛋放入锅中，加入开水，煮熟。在热粥和煮鸡蛋的同时，你可以去洗漱，洗漱完之后，鸡蛋熟了，粥也热好了。大杏仁直接拿出来吃就可以。苹果洗净，直接吃。

点评：这款早餐搭配以黑豆精力粥为主食，软烂可口，易于消化。再加上软嫩细腻的煮鸡蛋，十分开胃。而大杏仁和苹果能补足维生素和矿物质，同时还能提升精力。整款早餐酸甜可口，对上班族女性来说，尤为适宜。

实例二：

蜂蜜水1杯（起床后，空腹饮用）

早餐搭配：

杂粮煎饼1个+牛奶1杯+草莓5颗+核桃仁2颗

操作时间：约10分钟

操作方法：

起床后，先空腹喝1杯淡蜂蜜水。牛奶放入微波炉中，定时1分钟。热牛奶的同时，制作杂粮煎饼。取出洗净的草莓和剥好的核桃仁，直接吃。

点评：这款早餐以杂粮煎饼为主食，松软可口，搭配香浓的牛奶，营养很丰富。草莓和核桃仁更能让你一大早就心情愉快、满足。喜欢中餐的你，一定会爱上这款早餐的。

美颜提醒

时间紧张的上班族女性可以把早餐的大部分准备工作放在前一晚进行，早晨，你只需将食物加热和调味即可，这样能够大大减少制作时间。另外，多准备一些现成的食品，如面包、馒头、沙拉酱等，能有效缩短做餐时间。

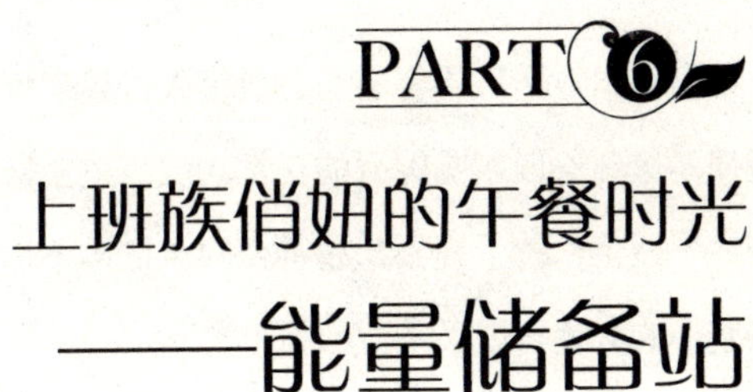

PART 6 上班族俏妞的午餐时光——能量储备站

对很多上班族女性来说，“中午吃什么”是个很让她们纠结的问题。其实，午餐是我们在一天中食物和能量的主要来源，和早餐一样重要。不吃午餐或午餐吃不好不但影响我们的精力状况，还会让肠胃开始“造反”。时间一久，美丽就会大打折扣，所以为了给自己的美丽加油，午餐一定要吃好。

营养午餐在几点吃最健康 

多数上班族女性的工作很忙碌，中午的时间非常紧张，有时忙得顾不上吃午饭，有时则把午饭拖到下午才吃。其实，吃午饭也是讲究时间的。最佳午餐时间在11点到13点之间，为了保证健康和美丽，建议你尽量在这个时间段解决你的午餐。

都市“白骨精”不容易当，很多人忙起来根本没时间吃饭，午餐时间变得毫无规律。这样不但影响脾胃的正常功能，还会破坏你的美颜大计。如果你感觉越来越容易疲倦，整天提不起精神，脸色憔悴不堪，免疫力也下降了，那你就要注意调整你的饮食习惯了。

《黄帝内经》中提到了养生的总原则是要“法于阴阳，和于术数”，也就是说，养生要注意遵循自然界的变化规律，饮食同样也要遵循人体新陈代谢的规律。消化酶在中午11点到13点之间最为活跃，所以午饭的最佳时间就是11点到13点。

吃过早餐之后，经过一上午的工作，食物在脾胃和肠道中已经被消化和吸收了。如果到了中午你还不准时进餐，肠胃的正常运作就会被打乱，时间一长，肠胃就容易出现毛病。很多人到了吃饭点，却不正常吃饭，就会感觉精力不济，昏昏欲睡，这就是脾胃功能失调的表现。“脾主升清，胃主降浊”，如果脾功能失调，则阳气无法升发，人就昏昏欲睡；而胃功能失调，到了晚上，阳气无法下降，人就可能会失眠不安。如果长期饮食不规律，脾胃无法正常运作，气血就会化生不足，人体就会变得非常虚弱，很容易生病，脸色也会很难看。

很多上班族女性都有减肥的习惯，身体本来就很瘦弱，储备不足，如果不及时吃午餐，还会导致低血糖、营养不良、贫血等多种毛病。如果你等到出现这些问题后再调理身体，那就不是一朝一夕的事了。俗话说，“磨刀不误砍柴工”，饿着肚子工作，大脑需要的能量不足，思维会变迟钝，更没什么工作效率可言，实在是得不偿失。

同样的道理，午饭吃得太早也是不合适的。如果早餐还没有消化掉，你就接着吃午餐，脾胃得不到及时的休息，运化功能就会受到影响。所以，你会感觉越来越没胃口，消化也会受到影响。有些上班族女性喜欢吃零食，在办公室里常备着各种“备荒食品”，一边工作，一边吃零食，不知不觉间就吃了很多。这样的习惯也不好，不但会影响正餐的胃口，搅乱肠胃的正常功能，而且摄入的热量太高，还会引起肥胖。

下午的工作时间比较长，保证午饭的及时及质量实在太重要了，所以建议大家尽量不漏餐。另外，吃过午饭后，你可以到户外去散散步，晒晒太阳，能促进气血流通，提神醒脑。

美颜提醒

中医认为，午时，也就是11点到13点，是心经当令的时段。心对人体健康的重要性，就不用我多说了。为了很好地养心美颜，你可以在吃过午饭之后，闭目养养神，即使不睡觉，对身体也大有好处。

“美其食”才能美其身心

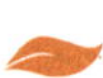

俗话说：“人是铁，饭是钢，一顿不吃饿得慌。”可是，很多女性为了减肥，只吃很少的一点午饭，有的甚至根本不吃。其实，这样的做法不但对减肥没帮助，还可能让你的瘦身计划落空。

女性的美容大计里总少不了减肥这一环，为了让自己的曲线变得更完美，很多人甚至把餐桌变成了不同食物的卡路里计算课堂。对身材要求高的人还会通过不吃饭来减肥，认为这样能够很快实现自己的减肥目标。

其实，这是个很不好的习惯。一日三餐并不仅仅是为了填饱我们的肚子，它还要提供人体正常发育和保持健康所需的养分。不吃午餐会让人产生很强烈的饥饿感，工作效率就会降低。更重要的是，不吃午餐，到了晚饭时间，你就会吃得很多，而这个时候，新陈代谢的速度减慢了很多，所以你反而更容易长胖。只要你保证脏腑健康、身体代谢正常，你的身材是很匀称、好看的，根本无须节食。很多女性发现节食之后，体重虽然减轻了，但稍不注意就会迅速反弹，这就是因为节食破坏了脏腑的正常功能。

民间有“中午饱，一天饱”的说法，可见午饭是一天中饮食的重头戏，既要补足上午的能量消耗，又要给下午的活动做好充分的准备，所以午饭一定要吃饱。长期不吃午饭，短时间内你可能不会发现身体有什么问题，但其实你体内的阳气正在被慢慢消耗，紧接着胃病、精神不振、厌食等各种各样的问题就开始冒出来了。

为了你的健康和美丽，我们不但要吃午餐，还要多花一些心思来准备午餐，注意各营养成分的搭配。

在午餐的搭配上，第一，你要注意粗细搭配，既要有由粳米、白面制作的食物，还要搭配一些全麦、燕麦、糙米、荞麦等粗粮食品，以便更好地促进肠道蠕动，预防便秘；二是要注意荤素搭配，各种蔬菜、豆制品不可缺少，最好还要搭配一定比例的鸡、鸭、鱼等肉类食物，这样的午餐才算得上营养全面，更能满足上班族女性的口腹之欲；三是要干稀搭配，除主食和菜之外，你还要搭配一些汤和粥，能促进消化。

值得一说的是，吃午餐时，集中精神是很有必要的。当你在认真享受美食的同时，你的身心都会得到很好的放松，食物也会变得更为美味。《黄帝内经》里说到，人的第一追求应该是“美其食”，这是很有意思的一件事情。我们把每天吃的饭吃美了，这就相当于把物质层面的享受变成了精神层面的享受。而不是说，把菜炒出什么花样来，让它看上去很美。

如果你在吃饭的时候，既惦记着工作，又顾虑着身材，吃饭就变成了一件很有负担的事，吃进嘴里的食物也就没有了滋味。连自己的身体都不懂得认真照顾的女人，又哪里称得上美呢?

美颜提醒

如果你担心自己的身材，想要适当节食的话，可以把节食的时间放在晚上，而不要选择中午。下午的工作时间较长，需要消耗很多的能量。而晚上睡觉时，人体的新陈代谢速度会减慢，需要消耗的能量也较少，所以在晚上节食是个维持身材的好办法。

用“蔬菜浓汤”来代替维生素片吧

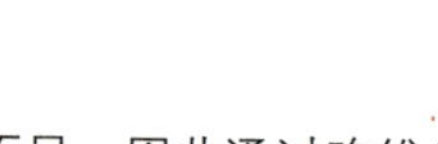

很多女性朋友都担心午餐的维生素成分不足，因此通过吃维生素片来补充。其实，多数维生素都能从食物中获得，无须额外补充。你只要在午餐当中加上一碗蔬菜浓汤，就能轻松补全身体所需的维生素。

上班族女性的午餐一般是盒饭，而这些快餐食品都比较油腻、肉类较多，往往只有几片菜叶，因此很多人都担心每天摄入的维生素会不足。而广告里会大肆宣扬维生素片的好处，很多女性贪图方便，就会马上动心。

其实，维生素片并不是万能药，它的功效也没有广告宣传中说的那样神奇。而且，维生素并不是吃得越多，对身体就越好，有些水溶性维生素补充多了，能够随着尿液排出体外，但有些脂溶性的维生素吃多了，则可能导致中毒，所以大家要注意了。

维生素多数都能从食物中摄取，只要调整你的食谱，你就完全可以告别对维生素片的依赖，而在每餐中多加一个蔬菜浓汤，你就能补足身体所需的维生素。如果你担心外面做的汤不卫生或调味过重，你完全可以利用办公室的条件，花几分钟时间给自己煮一碗汤。

蔬菜浓汤

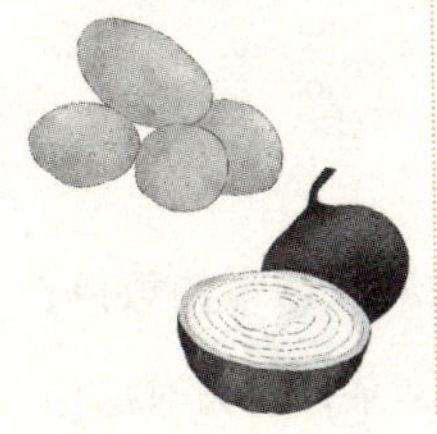

材料 土豆块、洋葱块、胡萝卜块、西蓝花、青豆粒、玉米粒各1/4杯，浓汤宝1块。

做法 把浓汤宝放入碗中，加入开水溶解，然后把蔬菜全部放入碗中，轻轻覆上保鲜膜或保鲜盖，放入微波炉中煮3～5分钟即可（时间根据火力大小来定）。

服法 午餐时做汤饮用。

这些蔬菜，你可在前一晚就洗净、切好，放入保鲜盒中冷藏。第二天上班时，直接从冰箱取出带上即可。你可以随意搭配蔬菜的种类，但最好选择时令的新鲜蔬菜。为了尽可能地保留蔬菜中的维生素等营养成分，以块茎类蔬菜最佳。如果选择绿叶蔬菜，则要先把其他蔬菜放入微波炉中，最后再放入绿叶蔬菜，微波的时间也要缩短。

超市里有很多种类的浓汤块，煮汤十分方便，你可以根据自己的喜好来选择。如果是在周末，你可以用猪骨或鸡肉来炖煮高汤，再用高汤来煮各种蔬菜，口感更好，营养也更丰富。

这款蔬菜浓汤富含维生素、矿物质、纤维素等，可以作为你补充维生素的秘密武器，一定无往不利。你可以按自己的口味调入盐和胡椒粉，味道更鲜美。

这款汤的好处是制作十分简单，而且现做现吃，能够最大限度地保留蔬菜中的营养成分。经常喝些蔬菜浓汤，还能开胃提神，帮你清理体内的毒素，所以，喝上一段时间，你就会发现自己的脸色变得红润又有光泽了。

美颜提醒

想要美丽苗条，你还要记住，要在饭前喝汤，尤其是蔬菜浓汤，口味清淡润滑，饭前喝上一小碗，能促进食欲，滋润肠胃，吃些蔬菜也能够增加饱腹感，让你少吃一些油腻厚味的食物，从而起到控制饮食的作用。

膳食营养巧搭配，健康食谱大公开

很多养生达人都主张吃清淡素食，认为这样不但能减轻肠胃的负担，还有排毒、护肤、美颜的功效，所以上班族女性多偏爱素菜，吃肉时总怕长胖。其实，这样的担心大可不必，荤菜中的营养也是人体必需的。

《黄帝内经》中讲到了“五畜为益，五菜为充”的饮食原则，这说的就是饮食要讲究荤素的平衡。一味地吃荤菜，会导致脂肪和蛋白质摄入过多，膳食纤维摄取不足。食物纤维被称为肠道的“清道夫”，它能稀释粪便中的毒素，促进肠道蠕动，使粪便不在肠道中停留太久，从而让有毒物质没有作怪的机会。因此，体内如果缺少膳食纤维就容易使毒素堆积，所以爱吃荤的上班族女性多有皮肤干燥，痘痘丛生，大便干结等问题。

而长期吃素菜则会导致优质蛋白质摄入不足，尤其是铁摄入不足，引发贫血、脸色苍白、营养不良等问题。很多完全素食的女性朋友经常会感觉身体没劲儿，连思维也变得迟钝了些，原因就在这里。

总而言之，午餐一定要荤素平衡。每天摄取适量的肉、蛋、奶、鱼等，能够为人体补充足够的蛋白质、脂肪、矿物质及氨基酸等，使人精力充沛。气血不足的上班族女性就更要在午餐中加入牛、羊肉等红肉，以补血补铁，促进气血生成。

那么，午餐的荤素要怎样搭配呢？营养学家认为，午餐最好以素菜为主，荤菜为辅，素菜和荤菜之间的比例以4：1为佳。这就相当于你吃一口荤菜，就要吃上四口素菜。

如果你懒得操心午饭的搭配，那完全可以点那些荤素搭配的菜品来吃，像土豆炖牛肉、鱼头豆腐、芹菜香菇炒肉片、洋葱炒肉等，这样的盒饭，营养搭配比较平衡。如牛肉能够健脾胃，补气血，但肉质较粗，可能会刺激到胃黏膜，加入土豆同炖，能够使牛肉变得软烂可口，营养也能够被身体充分地吸收。而鱼肉中的维生素D和豆腐里的钙相互作用，更利于人体对钙的吸收和利用。

当然，你完全可以根据自己的身体情况，调整荤素之间的搭配比例。身材较丰满，急于减肥的，可以把素菜的比例相应提高，让素菜和荤菜的比例达到7：1，从而消脂减肥。而身材瘦弱、气血不足的女性则可以增加肉类的比例，使素菜和荤菜的比例达到3：1，这样就能够强肌壮体，增加活力。

美颜提醒

如果你担心荤菜太油腻，我这里有一个好办法来解决，那就是“荤菜素做”，也就是说，你在做荤菜时，尽量避免油炸、红烧等手法，而采用清蒸、炖煮的办法来做，这样就在很大程度上避免了油腻。点菜时，你也可以参考这一点。

为了健康美丽，哪些食物千万不能吃

汉堡、薯条、炸鸡、可乐……有些上班族女性贪图洋快餐的方便快捷，把这些食物当做了午餐的首选。要知道，这些食物正是让你离美丽越来越远的“元凶”。

洋快餐有“三高三低”的特点，也就是高脂肪、高热量、高蛋白质，低维生素、低矿物质、低纤维素，因此被称做“能量炸弹”和“垃圾食品”。很多以洋快餐为午餐的上班族女性会在不知不觉间发胖，就是因为吃一顿洋快餐所摄入的能量就足够你一天的消耗了，变胖只是早晚的事。

炸鸡、薯条都是比较油腻的食物，汉堡中也抹着黄油，吃上几口就感觉油腻，这时配上冰凉的可乐，感觉会比较痛快，但这种吃法却会慢慢损伤我们的胃气。中医认为，胃是喜燥、恶寒的，经常喝冰凉的可乐会让胃功能变得越来越弱。

其实，洋快餐的品种很简单，汉堡、薯条、炸鸡、比萨等，双手一数就到头了，经常吃洋快餐明显违背了食物多样性的原则，必然会导致营养不均衡，人虽然胖了，营养却十分缺乏，健康和美丽就会慢慢远离你。

有些美女吃过洋快餐后会感觉口干，嗓子疼，甚至出现脸上长痘，大便干燥等现象，这就是因为洋快餐大都是燥热劫阴之物，会大量消耗身体里的津液，造成体内津液不足。都说“女人是水做的”，如果“水”不足了，皮肤自然会失去光彩。

另外，洋快餐的烹调方法也使得它产生了很多致癌物质，薯条、鸡排、鸡块都是在高温的油中炸制而成，高温会很快破坏食物中的营养，炸制则会使食物产生很多不利健康的反式脂肪酸，经常吃这些没有营养又热量超高的食物，不但对你的瘦身大计毫无益处，还会严重影响你的健康。

除了洋快餐，零食也是很多女性很难戒掉的。很多上班族女性都是零食的消耗“大户”，几乎每天都离不开便利店。有些人甚至不吃正餐，用零食来代替，认为这样既解馋，又能减肥。其实，随意吃零食会打乱肠胃的正常运作，从而影响你的健康。

零食多干燥酥脆，含糖量较高，但维生素、矿物质等营养成分却不足。如果经常以零食来代替正餐，就可能造成营养不良或贫血。很多人吃过零食之后，感觉胃里胀胀的，食欲也不佳，就是因为过多食用零食导致脾胃功能受损而造成的。

脾胃的运作本来是有规律的，当食物进入胃里，储存到一定程度时，人会感觉到饱。然后脾胃就开始把食物转化为可以被脏腑利用的气血，其他代谢废物就会随肠胃的蠕动而排出体外。胃里没有了食物，人会再次出现饥饿感。但如果你不时地吃一会儿零食，胃里就会不断有食物进入，脾胃就只能不断地工作，得不到及时的休息。就算到了正餐时间，胃里也有食物堆积着，人就不会感觉饥饿。而一旦胃里的零食被消化完，人就又会感觉到饥饿，只好再吃零食。时间一长，脾胃的运作就变得没有规律可言，正常的功能受损，气血也会化生不足。女人养生养颜就是要养气补血，一旦气血不足，就会面容憔悴，容颜无光。

而且很多上班族女性一坐就是一整天，严重缺乏运动，如果随意吃零食，身体内多余的热量无法消耗，很容易发胖。但让很多女性彻底放弃零食也是不可能的，那怎样吃零食才能既解馋，又对健康和美丽无害呢？可以说，学会吃零食，是上班族女性必修的功课。

为了不让零食打乱脾胃的正常工作，吃零食一定要有规律。如上午10点到11点、下午3点到4点这两个时间段，正餐吃进去的食物已经消化得差不多了，你会感觉有些饿，精神上也希望能放松一下，这时你就可以吃些零食。

另外，零食的选择也很重要。坚果、新鲜水果、水果干、酸奶等都是很好的选择，既能补充正餐中缺少的营养成分，又能美颜护肤，当然，前提是要控制好零食的摄入量。薯片、糖果和碳酸饮料则毫无益处，一定要远离。

美颜提醒

很多上班族女性吃零食时喜欢喝咖啡、可乐或其他的饮料，建议大家不如用一杯花草茶或绿茶来代替。茶不但能够提神美颜，还有抗辐射的功效，久坐电脑前的上班族女性最适合饮用。

最讨胃喜欢的食物是什么

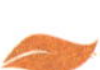

日复一日相似的工作餐是不是看起来很没有胃口呢？那在你的工作餐中加入一碗沙拉吧，色彩缤纷、美味可口的沙拉不但能让你保持充沛的精力和清醒的头脑，还有益于养生美容。

有些上班族女性一到午餐时间就头疼，每天都差不多的工作餐让她们视如鸡肋，不吃吧，肚子饿。吃吧，没胃口。怎样解决这个让人头疼又无奈的问题呢？那就增加一碗沙拉吧。

不管是蔬菜沙拉、水果沙拉还是蔬果混合的沙拉，都是备受上班族女性钟爱的。工作餐往往不是很讲究，蔬菜的分量比较少，营养搭配也不太均衡。增加一碗沙拉，既能让你胃口大开，又能补充工作餐中的营养不足，两全其美。

如果你担心蔬果不新鲜或没有更多的选择，那就自己动手做一碗沙拉吧。

沙拉要好吃，最重要的一点就是材料要新鲜，所以你一定要选择当季的食材。菠菜、生菜、西红柿、圣女果、葡萄、苹果、菠萝、苦苣、鸡胸肉、三文鱼肉等都是制作沙拉的好材料，你可以根据自己的需要随意搭配。

水果酸奶沙拉

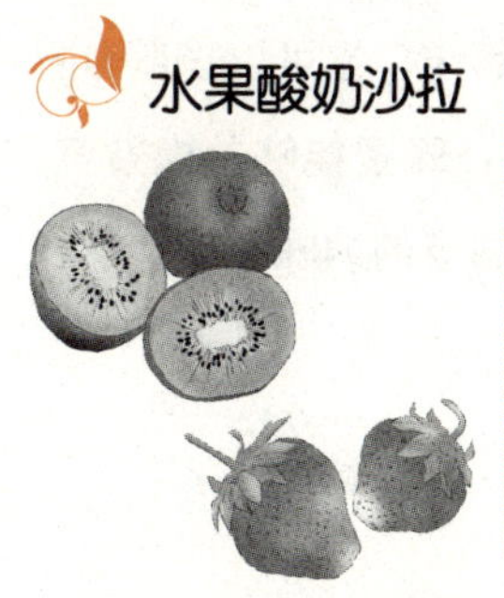

材料 葡萄10颗，香蕉1根，猕猴桃1个，草莓2颗，酸奶1杯。

做法 香蕉去皮，切丁；猕猴桃去皮，切丁；草莓切成块，再加上葡萄，一起放入碗中，倒入酸奶，搅拌均匀即可。

服法 午餐时当做开胃菜食用。

葡萄性平，味甘酸，有滋阴健脾、补气养血、补肝益肾的功效；香蕉性寒，味甘涩，能润肠通便；猕猴桃是“维生素C之王”，能生津润燥、解热除烦；而草莓性寒，味甘，能解热止渴，润肺生津。而且，这些水果还有很好的美白润肤的作用。用开胃消食的酸奶调味，能让水果更加酸甜可口。

这些水果你可以在上班前就洗净，放入保鲜盒或保鲜袋中，上班时直接带上即可。到了午餐时，拿出水果随意搭配，几分钟就能给自己做一碗美味可口的沙拉。除了酸奶之外，超市中也有很多种沙拉酱可供你选用。在选择水果时，你需要注意，苹果、桃子等水果切开后在空气中放置太久，可能会氧化变色，这时，你在上面滴几滴柠檬汁就能很好地改善这个问题。

如果你喜欢蔬菜沙拉，那可以选择那些能生吃的蔬菜，如甘蓝、生菜、油麦菜、西红柿、苦苣等，同样在上班前洗净、切好，放入保鲜盒中，带到公司。等到午饭时间，调味即可食用。蔬菜沙拉的调味酱可以直接用超市里买的沙拉酱，如果你担心沙拉酱的热量太高，也可以用蔬菜蘸大豆酱、甜面酱、芝麻酱等中式酱类，十分可口，而且营养价值也很高。

在选择食物制作沙拉时，你要尽可能选择多种颜色的食物，只要便于携带，水果、蔬菜都可以。中医认为，五色入五脏，不同颜色的蔬果看上去色彩缤纷，赏心悦目，吃上去也能滋养五脏，美肤养颜。

美颜提醒

沙拉酱还可以用柠檬汁、蜂蜜和橄榄油等搭配制作，你可以按照自己的口味和喜好，选择搭配比例。柠檬能够美白皮肤，蜂蜜能够补虚益气，橄榄油也有不错的滋润皮肤的功效。用这三种材料制成的调味酱，能够让沙拉更美味，也更具美颜效果。

介绍你一道开胃美容凉拌菜

不喜欢西式沙拉的上班族女性，可以用凉拌菜来代替。在午餐中加入一个凉拌菜，能增进食欲，清热去火，促进肠胃的蠕动。如果你的脸色晦暗无光，那就在午餐中加入一道新鲜的凉拌菜吧，坚持吃一段时间，你就能发现意外的惊喜。

久坐不动的上班族女性最容易出现便秘的毛病，滞留在肠道里的毒素会被身体再次吸收，引起体内毒素堆积，从而使得面色晦暗无光，斑点和痘痘也不断出现。这对爱美的上班族女性来说，无疑是件很烦心的事。其实，你只要在午餐中加入一个凉拌菜，就能把面色中的“晦气”涤荡一空。

俗话说：“鱼生火，肉生痰，白菜豆腐保平安。”上班族女性经常吃助热生火的工作餐，身体很容易“上火”，从而出现口干舌燥，眼睛干涩，咽喉肿痛，大便干结等症状。如果你忙到没时间喝水，那这些情况还会加重。为了改善这种情况，你就要多吃能清热去火的蔬菜。在中午时，给自己DIY一份凉拌菜，既新鲜爽口，又能开胃去火。

凉拌菜的蔬菜选择有很多，可以用来拌沙拉的蔬菜都是凉拌菜的好选择。即使是不能生吃的蔬菜，你也可以用开水烫一下，凉拌食用。如菠菜、小油菜、油麦菜、苦苣、黄瓜、海带丝、菜心、卷心菜、豆芽、洋葱、芹菜等都可以凉拌。

凉拌黄瓜

材料 黄瓜1根，醋、麻油、盐各适量。

做法 黄瓜洗净，切片，放入碗中，加入适量醋、麻油和盐拌匀即可。

服法 午餐时当做开胃菜食用。

这是最简单的一道凉拌菜，但十分脆嫩、爽口，能增进食欲。黄瓜性寒，味甘，有清热利水、生津止渴、解毒消肿的功效，常吃黄瓜不但能润肤抗衰，细致毛孔，还能促进肠道的蠕动，减肥轻身。

除了麻油、盐等调味料之外，麻酱也是很好的凉拌菜调味料。你想吃凉菜时，取一勺麻酱，加入少量盐和水稀释、拌匀，就是香味扑鼻的调味品了。直接浇在洗净的油麦菜叶子或芹菜段上，看上去颜色翠绿，吃起来香味诱人。另外，麻酱还有很好的润肠作用，能够缓解大便干结的情况。

需要焯烫的蔬菜，在做凉拌菜时，你只要用开水烫一下，取出再用凉水浸泡，挤干水分，浇上调味汁就可以吃了。菠菜、藕、竹笋等在凉拌之前都需要经过这样的处理。

凉拌菜最好现做现吃，所以你最好吃多少拌多少，不要一下子做很多。如果凉菜里还搭配有热菜，你一定要等热菜放凉后再放到一起调味搅拌，否则口感不好。

美颜提醒

凉拌菜最好选择新鲜蔬菜，需要烫熟的蔬菜也只要断生即可，不要长时间烫煮，否则口感和营养都会大打折扣。清爽、脆嫩，嚼起来脆生生的凉拌菜才更加可口。如果是在夏季食用，你最好在凉拌菜中加入醋或蒜末，以杀菌、消毒。

与自制午餐便当有关的那些健康事儿

制作便当时，菜最好炒到七八成熟，第二天经过微波炉加热即可，太熟就会导致营养流失。制作好便当菜之后，放入消好毒的便当盒内，放凉之后投入冰箱冷藏。带到办公室后也要马上放入冰箱，以防变质。午餐时，用微波炉加热后即可食用。

自带便当是很多上班族女性的午餐解决方式，这样既省去了她们到处找饭馆的时间，又能够吃上自己搭配的营养午餐，还能够和同事们联络感情，真是一举多得。

自带便当虽然有很多好处，但要想吃得健康又营养，有很多问题也是需要你注意的。因为时间有限，很多上班族女性没有充足的时间来准备午饭，所以带的便当都是前一天晚上准备好的饭菜。经过一个晚上和一个上午的存放，饭菜里的营养自然会有所流失。为了保证健康和美味，在选择食物方面，你就要充分考虑到这一点。

主食方面，最好选择米饭。馒头、大饼、面条等都不宜当做便当主食。因为经过微波炉加热之后，米饭能够维持原来的状态，但馒头、大饼、面条加热后很容易变干，口感不好。除了普通的白米饭外，你还可以在米饭中加入其他杂粮，如糙米饭、红豆饭、绿豆饭、小米饭、红薯糯米饭等，不但能补益五脏，还富含膳食纤维，有预防便秘、美颜润肤的功效。

而在选择菜肴时，你就更要精心准备了。绿叶蔬菜烹调之后不宜长时间存放，否则可能会产生对身体有害的亚硝酸盐，所以你在选择蔬菜时，要选择那些非绿叶蔬菜，如豆角、土豆、冬瓜、香菇、茄子、藕片等。肉类则尽量选择脂肪含量少的牛肉、羊肉和鸡肉。如果能再加一些豆制品，营养就更丰富了。容易变质的鱼、海鲜和凉拌菜都不适合用作便当菜，因为鱼和海鲜隔夜后容易产生危害肝肾的物质，而凉拌菜则会很快变质。

土豆炒鸡丁是一道很经典的便当菜，大家可以加以参考。

土豆炒鸡丁

材料 土豆2个，鸡胸肉1块，姜片、料酒、胡椒粉、盐各适量。

做法 土豆去皮，洗净，切块。鸡胸肉洗净，切丁，放入碗中，加入姜片、料酒、胡椒粉、盐，腌制半小时。锅中放油，油热后放入鸡丁，翻炒至半熟，加入土豆块继续翻炒至七八成熟即可。

服法 午餐时放入微波炉中加热食用。

土豆性平，味甘，能够补脾益气，通利大便，常吃还能美容护肤。而鸡肉性微温，味甘，能够温中补脾，益气养血，补肾益精。土豆和鸡肉搭配在一起，两者的味道能够很好地融合，补益身体的功效也更佳。而且这道菜经微波炉加热之后，能够保持原有的色香味，因此是便当菜的好选择。

除了土豆炒鸡丁外，黑椒牛肉、宫保鸡丁、清炒豇豆、干煸豆角、豌豆肉末、红烧豆腐、地三鲜等都是便当菜中的经典搭配，你可以根据自己的口味，自主选择。

需要提醒大家的是，便当盒使用不当，同样会影响便当的营养和人体的健康，所以大家一定要避免碰到以下几个“雷区”：

一是便当盒不适合用于微波炉。在选择便当盒时，你一定要选择注明“微波炉适用”的。

二是材质不健康。便当盒可以有不锈钢、玻璃、塑料、铝质、陶瓷等多种材质，很多人往往不知道怎样选择好。便当盒需要装入带油脂的饭菜，油脂长时间装在铝质、不锈钢的便当盒里，容易发生反应，出现变质，而用玻璃和陶瓷制作的便当盒就安全得多。如果你嫌玻璃和陶瓷便当盒携带不便，那可以选择塑料便当盒，但要注意选择PP制品。PP是聚丙烯的缩写，这种塑料能够耐高温，而且加热后不会产生对人体有害的物质。

三是加热时间太长。微波炉加热便当的时间不宜太久，一般控制在2分钟左右就好，否则饭菜的营养更容易流失。

四是不注意消毒。自带便当需要存放的时间较长，稍不注意就会变质。如果便当盒不注意消毒，就会给健康埋下隐患。所以在使用便当盒之前，你要把便当盒洗净，用开水烫过后再去盛放饭菜。扣好盖子后也不要随便摇晃盒中的饭菜，放凉后放入冰箱。

五是不注意密封。便当密封不严，饭菜也是很容易变质的。另外，把便当放入微波炉加热时，也要盖上盖子，以防在加热过程中，水分被蒸发掉，影响饭菜的口感。

六是加热菜肴时不注意远离。微波炉是有很强的辐射的，所以在加热饭菜的时候，你一定要和微波炉保持距离。

美颜提醒

为了让便当加热后保持原来的色、香、味，建议大家用蒸、煮、炖的方式来制作饭菜，而不要用油炸的方式。太过油腻的菜不但对健康不利，而且吃多了还有发胖的危险。

午餐怎么吃最减肥

很多女性为了减肥或保持身材，午餐都会用蔬果代替，认为这样吃既能满足身体对营养的需求，又不会发胖。其实，这样的减肥方法是错误的。即使你正在减肥，也一定要吃主食，否则就可能会损害健康。

很多人都认为发胖是吃饭太多造成的，所以有意识地少吃或不吃主食，有的人甚至用蔬菜、水果来代替。可是当你尝试过这种减肥方式之后，你就会发现，主食并不是造成你肥胖的“元凶”。因为适量吃主食能让你很快产生饱腹感，从而停止进餐。如果只吃蔬菜、水果，你往往吃了很多，肚子里还感觉空空的，反而容易吃得太多，导致热量过高。

其实，你需要戒掉的不是主食，而是高热量的食物。很多女性之所以发胖，就是因为糖分和油分摄入太多。水果往往富含糖分，而蔬菜经炒制之后，油脂含量会增加，所以用吃蔬果来代替正餐，正好使身体摄入了过多的糖和油。很多戒掉主食的女性朋友一样会发胖就是这个道理。

《黄帝内经》中有“五谷为养”的说法，吃主食，人才能够养足正气，有力气抵御外邪的侵害。如果你为了减肥而不吃主食，脏腑就失去了滋养，功能会慢慢减弱，长此以往，必然会正气不足。很多上班族女性经常感冒、皮肤过敏、免疫力低下，很大程度上就是因为长期不吃主食造成的。

有的人则把肉类视作发胖的原因，认为吃肉就会长胖，所以宁愿吃蔬菜、水果，也坚决不吃肉。其实，这种看法也是片面的。饮食要注意营养均衡，就是要保证一餐之中进食多种食物，而且食物之间的搭配比例要合理。肉吃多了会长胖，但适量的肉也是身体不可缺少的。

很多女性朋友用蔬果代替午餐之后，往往一到下午就会感觉头晕，十分疲倦，甚至不能集中精力工作。这是因为大脑在工作时需要消耗大量的能量，只吃蔬果，人体的能量就会不足，大脑得不到充足的能量供应，就会反应迟钝，疲惫不堪。

肥胖往往不只是因为吃得太多，运动量太少也是造成长肉的一大原因，所以你只在饮食上做文章，往往收效甚微。最好的减肥方法还是运动，如果你在运动的同时还能配合调整饮食，那么减肥就会立见成效。

美体提醒

午餐的主食以米饭或五谷杂粮饭为宜，因为这些主食能够补益五脏，提升元气。有些人喜欢吃面条，感觉方便又快捷，可是面条消化较快，你很快就会饿了，特别是下午工作比较繁忙的人，最好不要把面条当做午餐的主食。

果汁美容，喝法大有讲究

上班族女性中有很多贪杯之人，她们认为喝上一杯酒，能够助兴，让午餐吃得更愉快。尤其是和同事们一起吃饭时，喝点酒会显得气氛更融洽。如果你有这样的习惯，还是换果汁来喝吧，美味的果汁不但能够让你精力倍增，还有美容的功效。

经过一上午忙碌的工作，很多人都想在午餐时放松一下，有些人就选择了午餐时喝一杯酒，她们认为这样既能够舒缓情绪，还能带动气氛，让午餐变得更有乐趣。其实，这是个很不好的习惯，不但会影响下午的工作，还可能使肝功能受损。

有人认为吃饭时喝些酒很容易产生饱腹感，从而少吃或不吃主食，这样有助于减肥。还有的人说喝酒能促进脂肪燃烧，达到瘦身的目的，这些都是毫无根据的，一边喝酒一边随意地吃些菜，反而会在不知不觉间吃下更多的食物。如果是空腹喝酒，胃里没有食物缓解，酒精就会直接刺激胃部，破坏胃的正常消化功能，引起恶心、呕吐、食欲不振等问题。而且酒精还会快速地被身体吸收，从而影响心、肝、肾等脏腑的正常功能，对身体的危害极大。

酒精里并没有我们身体所需要的营养成分，而且它的热量较高，进入身体之后，需要肝脏的代谢，容易加重肝脏负担，所以说饮酒最大的害处就是伤肝。我建议大家最好以果汁代酒，如果能喝到鲜榨的果汁就更好了，能提神醒脑，健脾开胃，而且果汁中的各种维生素、矿物质等营养成分也很容易被身体吸收，能很好地美容护肤。常喝果汁，还能很好地促进肠道蠕动，把身体内的毒素“打扫”

干净，人也会变得精力旺盛。

不同的果汁有不同的保健、美颜功效，你可根据自己的需要来自主选择。橙汁是上班族女性比较爱喝的果汁，只要一杯就能帮助你补充一天所需的维生素C。橙子性凉，味甘酸，能够生津止渴，开胃下气，午餐时喝杯橙汁，还能解油腻，消积食，有助于帮你缓解紧张的情绪。

苹果汁也是很多女性的最爱。苹果性平，味甘酸，有生津止渴，和胃降逆，益脾止泻的作用，苹果的香味能够缓解紧张、焦虑的情绪，提神醒脑。上班族女性的压力一般都很大，闻一闻苹果的香味就能起到很好的放松作用。而在午餐中加入一杯苹果汁，还能促进消化，最适合上班族女性饮用。

猕猴桃汁也渐渐受到上班族女性的喜爱，成为很多人的“新宠”。猕猴桃性寒，味甘酸，有生津止渴，调中理气，解热除烦的功效。它所含的维生素C含量超过了柑橘类水果，是很好的抗氧化剂。如果你爱吃烧烤，又担心对身体有害，不妨在吃过烧烤类食物后，喝上一杯猕猴桃汁。另外，猕猴桃汁还能镇定情绪，你在心情抑郁时也可以通过喝猕猴桃汁来缓解情绪。

美颜提醒

果汁虽然十分可口，但不能完全替代水果，因为它在制作过程中会流失掉很多纤维素和维生素，从而使营养成分受损。如果不是鲜榨果汁，里边还可能会加入一些添加剂成分，从而影响果汁的营养，所以我建议大家最好还是吃新鲜水果。

最养颜午餐便当实例介绍

午餐如果到外面吃，很多人常常会被各种各样的美食所诱惑，从而进食很多高热量、高油脂的食物，十分影响健康和美丽。因此，越来越多的上班族女性开始自带便当。自制午餐便当，能够让上班族女性吃得更健康。

大家都说午餐要吃饱，可是，很多人在经过一上午的紧张工作后，会感觉十分疲劳，午餐的选择就变得很随意。

午餐的营养占了一天中身体对热量需求的40%左右，所以午餐涉及到的食物既要有足够的主食，还要配合一定量的蔬菜、水果、肉类或蛋类，同时要低油、低盐和低糖。而便当菜还要考虑到微波炉加热之后的营养流失，所以菜色搭配非常讲究。下面我给大家介绍几款具有养颜功效的午餐便当，供大家参考。

实例一：

主食：糙米饭1碗

辅食：西红柿炒鸡蛋1份+豌豆肉末1份+麻酱油麦菜1份+蔬菜浓汤1碗

操作方法：糙米饭、西红柿炒鸡蛋和豌豆肉末在前一天准备好后，放入冰箱，作为第二天的午餐便当。油麦菜在前一天洗净，切段，放入保鲜盒保存，吃午餐前，把麻酱调好浇在油麦菜上即可。蔬菜浓汤可以用微波炉制作，需要的蔬菜要提前准备好，吃午餐时，用几分钟做好即可。如果办公室条件有限，你也可以用一些即冲即饮的汤来代替。

点评：这款便当选用了营养比白米更丰富的糙米饭，加上新鲜的凉拌菜和富含维生素的蔬菜浓汤，能够开胃健脾、提升精力。而西红柿炒鸡蛋和豌豆肉末是很经典的便当搭配，既有果蔬，还有肉类、蛋类，富含蛋白质和纤维素，不但营养丰富，还能促进肠胃蠕动，帮助消化和吸收。

实例二：

主食：南瓜饭1碗

辅食：土豆炖牛肉1份+烧豆腐1份+芹菜拌花生1份+橙汁1杯

操作方法：南瓜饭、土豆炖牛肉和烧豆腐在前一晚准备好，放入冰箱。花生泡软后煮熟，芹菜洗净，切段，放入保鲜盒保存。吃午餐时，把芹菜和花生放在一起，加少量调料拌匀即可。橙汁直接饮用。

点评：这款便当的主食选择了南瓜饭，口感更佳，而且富含纤维。土豆炖牛肉和烧豆腐则富含蛋白质，芹菜的纤维素含量也较高，而煮花生是比较健康的吃法。再加上一杯橙汁，既增进食欲，又能够提神醒脑。

实例三：

主食：红豆饭1碗

辅食：土豆胡萝卜炒鸡丁1份+烧茄子1份+黄瓜蘸酱1份+苹果汁1杯

操作方法：红豆饭、土豆胡萝卜炒鸡丁、烧茄子提前准备好，放入冰箱。黄瓜洗净，切段，放入保鲜盒，吃午餐时，蘸酱食用即可。苹果汁直接饮用。

点评：这款便当色彩十分丰富，看上去就让人胃口大开。而且红豆饭的养心功效极佳，土豆胡萝卜炒鸡丁和烧茄子也是很好的便当菜，美味可口，又营养丰富。黄瓜蘸酱很爽口，又能清热去燥、美容养颜，再加上一杯酸甜可口的苹果汁，能很好地促进消化，延缓衰老。

美颜提醒

午餐如果吃太多甜食或高热量的食物，人很容易犯困，下午的工作效率就没法保证。为了减轻疲倦感，建议大家在午餐中加入瘦肉、鱼、蛋及豆制品，能补充能量，增强记忆力，使人反应更敏捷。

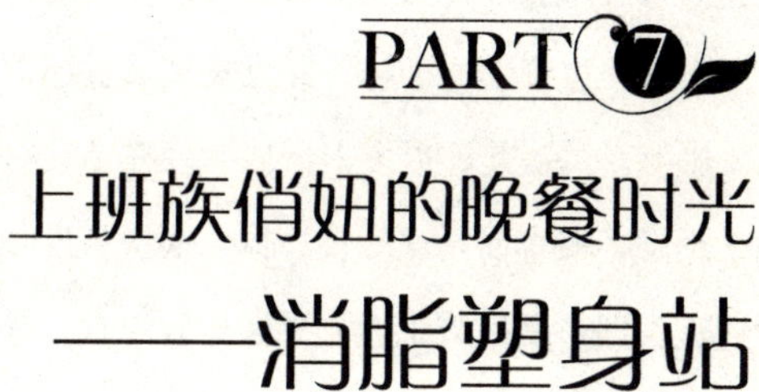

PART 7

上班族俏妞的晚餐时光——消脂塑身站

很多人的晚餐都十分丰盛，而且会吃得很久，有人甚至把晚餐看做是非常重要的人生享受。可是，这样的晚餐却会让多数人的好身材一去不复返。一到晚上，人体的新陈代谢速度就会减慢，一旦摄人的热量过多，身体无法消耗，多余的热量就会转化成脂肪，堆积在体内。晚饭吃得越晚、越多，人就越容易长胖。所以，我们一定要控制好自己的晚餐进食量，给肠胃一个休息的机会。

你可以做到怎么吃也不胖 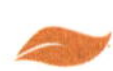

很多人为了维持苗条的身材，甚至选择了断食。可是盲目断食对身体的伤害是巨大的，而且减轻的体重也很容易反弹回来。要想靠断食减肥，最好的做法就是“过午不食”。

多数久坐的女性都会有节食的习惯，其实，这样的习惯很不好，不但影响精力，工作效率也会随之下降，而且长期节食还很容易损害脾胃的正常功能，使健康大受影响。关键是，很多上班族女性在节食一段时间之后，久被压抑的食欲会突然大爆发，很容易暴饮暴食，体重很快就反弹回来了。因此，我建议大家还是不要通过长期节食来减肥。如果你想要断食，最好选择晚上来进行，这样一方面不会影响白天的工作，另一方面，身体的代谢速度在晚上减慢了，人也不容易感觉饥饿。

“过午不食”就是一种很适合上班族女性的饮食习惯，这本是佛家在饮食上的戒律，他们认为，过午不食除了能修行悟道，使身体得到净化外，还能使身心轻安，让肠胃得到适当休息。很多上班族女性在实行过午不食之后，很轻松就达到了瘦身的目的，而且过后也不会反弹。如果你不爱运动，或者经常在外边乱吃东西，就可以尝试一下这种饮食方法。

“过午不食”，顾名思义，就是过了中午就不再进食。早餐和午餐，你可以随自己的喜好来吃，保证营养全面，而过了中午2点就不再进食，感觉口渴或饥饿时可以喝一些白开水、淡茶水或其他无糖饮料。这种饮食方法看上去十分简单，对个人的意志却是一个极大的考验。如果你在一开始很不习惯，可以在下午四五点钟的时候，吃一颗白水煮蛋或几粒坚果，或者把午饭时间延后一点。

突然从规律的一日三餐变成过午不食，很多人一开始会难以适应，那你可以给自己一个缓冲的时间，慢慢适应。尤其是那些习惯了吃油腻、厚味食物的人，要逐步调整，改吃清淡的饮食，早餐、午餐要多一些，种类也要丰富一些，晚餐量逐渐减少，不吃夜宵。一段时间后，身体适应了这种饮食方法，即使你晚上不吃饭也不会感觉十分饥饿。然后你可以先尝试一周之中有一天过午不食，接着慢慢增加到一周两天，这样调整一段时间之后，再增加到一周七天都过午不食。用大约半年的时间来养成过午不食的习惯，坚持三个月左右，你就能看到身体发生了明显的变化。

少吃一顿饭，会让很多人感觉不习惯。其实，这种饮食方式十分简单，你不用刻意选择食物，也不用在饭桌前计算卡路里，更不用吃饱后懊恼不已。很多上班族女性尝试一段时间后，都感觉身体轻盈了很多，而且精神也很好，不会感觉到疲倦。最让人惊喜的是，皮肤也变得很光滑，气色很动人，早、午餐的胃口也很好，而且你也不用羡慕那些怎么吃也吃不胖的人了，因为你也是那样的了。

美颜提醒

“过午不食”就相当于一天吃两餐，有的上班族女性担心这样吃会变得气血不足，所以会在早餐、午餐时拼命多吃。其实，早餐、午餐只要营养丰富就好，不用刻意多吃，这样才能够给肠胃足够的休息时间，对排出体内的毒素也有帮助。

晚餐的“主角”最好是什么 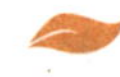

早餐匆匆忙忙，中午凑合一顿，晚餐才是一天中最重要的一餐。很多上班族女性都是这样分配一日三餐的。可是晚上吃大餐不但会加重肠胃的负担，还可能让人越来越胖。对上班族女性来说，最好的晚餐应该是水果、蔬菜和清粥。

古语有“晚饭只喝汤，强似吃药方”的说法，可见晚饭不宜多吃，也不宜吃得太丰盛。晚餐时大鱼大肉地吃，会加重肠胃的负担，时间一长，肠胃的正常功能就会减弱。中医认为，“胃不和，则卧不安”，晚餐吃得过饱，可能会压迫到其他的脏腑器官，导致失眠。而且，一到晚上，新陈代谢的速度会变慢，太多的营养物质无法吸收，就会堆积在体内变成脂肪，所以晚餐吃很多的人容易发胖。另外，油腻的食物吃得太多还会使血脂升高，引发多种慢性疾病。

建议大家在晚上多吃些清淡的食物，如水果、蔬菜和清粥等。水果、蔬菜富含多种维生素和矿物质，而且丰富的纤维素能促进肠道的蠕动，预防便秘。而清粥软糯可口，很容易消化，不会给肠胃造成负担。

清淡的晚餐不但对肠胃有益，而且有很好的美颜功效。俗话说，“鱼生火，肉生痰”，晚餐吃太多肉食或蛋白质食物，会助热生火，加重体内的痰湿，很多上班族女性脸上不断冒痘痘就是体内有火的表现。而多吃蔬菜、水果，能清热祛湿，排除体内的毒素。

另外，晚餐还要少吃。晚餐摄入的热量占全天热量供应的30%左右，如果吃得太多，会引起胆固醇升高，容易引发心脑血管疾病。而且人们在晚上的活动量较少，吃得太多，身体消耗不了，就容易变得肥胖。如果吃过饭就睡觉，那对身体就更不利了。古人说，“饮食即卧，不消积聚，乃生百疾”，就是这个意思。

对上班族女性来说，一碗白粥加上一个凉拌蔬菜、一小份鱼肉或鸡肉，就是一顿很好的晚餐了。油炸食物和甜食都不要在晚上吃，因为不易消化，而且会刺激神经系统，引发失眠。

有些人认为粗粮很健康，所以在晚上会选择吃些粗粮，如果是少量的粗粮，那没有问题，但如果吃得太多，同样没有好处。因为红薯、玉米等食物吃完之后，容易产气，引起腹胀，从而妨碍睡眠。除了这些食物外，辛辣食物和茶、咖啡等有提神作用的食物都不宜在晚上食用，否则会影响人的睡眠质量。中医认为，“人卧，则血归于肝。”如果睡眠质量不好，血无法归藏于肝脏，肝血不足，面部得不到气血的滋养，就会变得面色无光，斑点丛生。

美颜提醒

如果你晚上需要加班或熬夜工作，晚餐就要多吃一些，以保证充足的精力。晚餐后，你也可以喝一杯牛奶，吃一个苹果，这样能够提神补饥，增加热量。但感到疲倦时，建议大家及时休息，不要硬撑。

“四物粥”——上班族女性的最佳补给

粥被民间称做“世间第一补体佳品”，那对上班族女性来说，“四物粥”无疑是最适合她们的补给了，既能补身美颜，又不会使热量超标。常喝这款粥，能够补血养血，让女性朋友的面色更加红润、诱人。

上班族女性长时间坐在电脑前，一天之中的运动时间有限，再加上熬夜，很容易出现脸色苍白的问题。如果饮食不规律，营养搭配不均衡，还可能气血不足，整个人都显得毫无精神。所以，上班族女性需要及时补血、养血，给身体加油。

尤其是工作压力大，午餐吃得很匆忙的上班族女性，晚餐虽然量少，但也要注意质量。我们知道，晚饭之后到第二天早晨的时间大都是在床上度过的，人体消耗的热量很有限，吃一些清淡又易于消化的食物最好。粥就是上班族女性晚餐的最佳选择，它看上去很简单，却有很好的补益功效，搭配不同的食材，粥就能够千变万化，滋补强身。“四物粥”就是最适合上班族女性的粥品之一。

四物粥

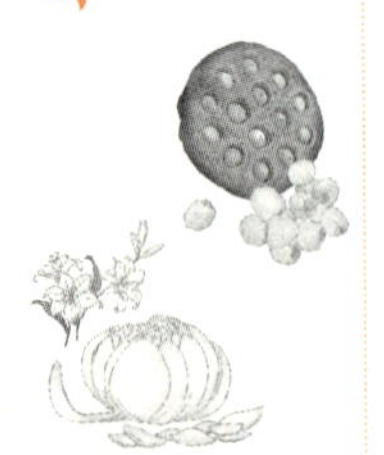

材料 粳米1杯，山药1/2根，红枣10颗，莲子15颗，百合1/4杯。

做法 百合洗净，泡发；粳米淘洗干净；山药去皮，切片；红枣和莲子分别洗净。先在沙锅中放入适量清水，煮开，加入粳米、红枣和莲子，煮开后，转小火熬煮半小时左右，再加入山药片和百合煮20分钟即可。

服法 晚餐食用。

粳米性平，味甘淡，有益脾胃，除烦渴，和五脏，长筋骨，通血脉，调脸色的作用。《千金方》中称粳米能够养胃气，长肌肉。《本草纲目》也认为粳米粥为阳中之阴，适合女性食用。体虚的病人和产妇常喝粳米粥，也有不错的补益功效。

山药则性平，味甘，向来被看做是健脾胃的良药。《本草纲目》把山药的功用概括为“益肾气，健脾胃，止泄痢，化痰涎，润皮”。山药不燥不腻，常吃能够延年益寿。

而红枣是五果之一，性温，味甘，有补中益气、养血安神、健脾益胃的功效。对女人来说，红枣更是离不开的恩物，上班族女性多气血不足，煮粥时放入红枣能够提升身体元气，补血、养血。

莲子性平，味甘涩，有益肾固精、补脾止泻、养心安神的功效，尤其是有失眠问题的上班族女性，晚饭粥中加入莲子，能够显著提高睡眠质量。在煮粥时，莲子往往是带心同煮的，莲子心味苦，有很强的清心火、沟通心肾的作用，喝莲子粥还能清心祛斑，缓解烦躁不安的情绪。

百合同样是清心安神的佳品，其性微寒，能够润肺止咳，调节情绪，对那些因工作紧张、压力大而导致失眠多梦、心情抑郁的上班族女性来说，最为适宜。

在这款“四物粥”中，四味药食双补的食物相互配合，能够把养心补血、安神养颜的功效发挥到最大，而且不寒不燥，适合经常食用。

美颜提醒

在处理山药时，你一定要戴上塑胶手套，以防山药的黏液沾在手上，让手变得很痒。如果不小心沾上了，可以用清水洗净，再把醋倒在手上，轻轻涂抹，直到瘙痒的感觉消失。

平民晚餐什么时候吃最健康

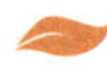

晚餐除了要少吃外，还要早吃。可是很多上班族女性的晚餐时间都拖得很晚，有些人甚至会到八九点钟以后。吃过晚餐后连一点活动的时间都没有，就该睡觉了。这是很不好的饮食习惯，晚餐最好在晚上7点以前吃完。

古人的生活都十分简单，日出而作，日落而息，根本没有“夜生活”这回事儿。饮食也是很规律的一日三餐，而且是按照太阳的运行轨迹来确定吃饭时间的。孔子就主张“不时，不食”，意思就是说不在不该吃饭的时候吃饭。现代人则打破了这种规律，很多上班族女性工作忙的时候，吃饭毫无规律，要么随意漏餐，要么就随便吃些零食充饥，两顿饭之间根本没有明显的界限。尤其是晚餐，常常没有一个确定的时间。

这样的习惯是很不好的。晚餐之后，人就要休息了，身体的代谢速度减慢，可是食物堆积在肠胃里，肠胃还要不断地工作，人就会失眠多梦，辗转不安。很多人睡觉时会心情烦躁，辗转难眠，这在很大程度上是因为晚餐吃得太晚造成的。

而且晚餐进食的食物停留在肠胃里的时间如果太长，还会产生各种毒素，被身体吸收就可能引发多种疾病。很多患尿结石的人，晚餐的时间就经常拖到很晚，因为食物中的钙质只有一小部分会被肠道吸收，其他的都要随尿液排出体外，而排尿的时间一般在进食4～5小时之后。晚餐吃得太晚，就会把排尿时间相对延迟到凌晨以后，而这正是人熟睡的时候，钙质长时间停留在人体内，就会形成尿结石。

如果你能够把晚餐时间提前到在晚上7点以前，那你在睡觉前还有四五个小时的活动时间，肠胃的消化工作也差不多完成了，得到了及时的休息，人就能睡得香。而且身体内多余的营养物质也能及时排出体外，不会堆积在体内转化成脂肪。所以如果你把晚餐时间提前，保证晚餐后4小时再就寝，这个小小的改变就能让你的减肥初见成效。

很多女性朋友会觉得在晚上7点以前吃完晚餐比较困难，其实，你只要有意识地提早晚饭时间，就会发现时间是绰绰有余的。下班之后，不要再东逛西看，也不要约朋友去吃夜宵，晚餐吃一些清淡的蔬菜，喝一碗粥，然后出门去散散步，既能够放松心情，又有助于消化，晚上的睡眠也会变得很安稳。坚持一段时间之后，你就会发现晚上的时间变得很悠闲，你可以听听音乐、看看书，平时感觉没有时间去做的事也可以放在晚餐之后去完成。放弃夜生活，看上去是个大遗憾，但当你看到自己的皮肤在发生良好的转变时，你会感觉一切都是值得的。

美颜提醒

如果你的工作实在太忙，一定要加班，那你也要在加班的时间里抽出一点工夫，吃点晚餐。几片苏打饼干、一个苹果、一杯牛奶就可以充当一餐，既不会让你变得饥肠辘辘，工作结束后就暴饮暴食，又有助于补充精力，让你高效率地完成工作。

上班族必读：饭局上的健康养生经 

还人情，拉关系，做生意，会亲朋，似乎事事都离不开应酬。可以说，很多上班族女性的晚餐都是在应酬中度过的。应酬，对很多人来说，如同“鸡肋”。去吧，饮食不健康；不去吧，又抹不开面子。可是为了自己的健康考虑，你要尽量远离应酬。

很多上班族女性的生活里少不了晚餐应酬，应酬看似吃吃喝喝，可心思却往往不在吃东西上，一边吃饭、喝酒，一边琢磨着怎样协调关系，谈生意，心里的压力可想而知。一次应酬下来，很多人根本食不甘味，连自己吃了什么东西都说不出来，更不要说控制好饮食，搭配好营养比例了。

应酬中的饮食多是鸡鸭鱼肉，蔬菜和谷物不足，吃多了容易营养过剩，导致发胖。如果再加上饮酒的话，还会伤肝伤胃，对健康不利。所以为了你的健康和美丽着想，不必要的应酬，你还是远离为妙。如果是那些礼尚往来的应酬，建议你选择用其他方式来应付，把单纯的吃饭改成打高尔夫球、打保龄球等，既能锻炼身体，又能完成工作。

非参加不可的晚餐应酬，在饮食上你也要注意。点菜时，注意增加蒸、煮、炖菜的比例，肉菜和素菜也要注意搭配，你可以有意识地点一些酸奶、豆浆、鲜榨果汁等饮料来代替甜饮料和酒。吃菜时，注意少吃油腻食物和肉类，多吃青菜、豆腐和蘑菇等，鱼肉也可以适当吃一些。如果你要花费很多心思在谈工作上，有一个简单的办法可以帮助你控制好饮食，那就是夹一筷子肉菜就要搭配三四筷子蔬菜、豆腐等，这样就算晚餐吃得稍多，也是以蔬菜为主，对维持身材很有帮助。

如果应酬需要喝酒，你一定不要空腹喝，更不要逞强喝白酒，以红葡萄酒为宜，而且一次饮酒量不宜超过100cc，对延缓衰老，预防心脏疾病很有好处。

喝酒前要吃一些蔬菜或水果。喝酒后，则要注意补充一些能促进肝脏解毒的食物，如豆芽、藕、海带、黑木耳等。或者你也可以喝一小碗稀饭、吃点米饭。另外，你还要喝一大杯白开水，以补充水分。参加完一次晚餐应酬后，你要连续吃几天清淡的饮食，多吃蔬菜、水果和各种粗粮食物，以促进身体排毒，减轻肠胃的负担。

说到红葡萄酒，我在这里介绍给大家一个兼具丰胸和减肥功效的方法。把美味的葡萄酒和奶酪搭配起来吃，就有丰胸、减肥的功效。这听上去很不可思议吧？奶酪香浓美味，脂肪含量高，很多女性都不敢多吃。可是如果在睡前半小时吃一小片奶酪，喝一杯葡萄酒，就算正常吃三餐，也能够促进脂肪燃烧，加快瘦身步伐。

少量的葡萄酒有助于帮助睡眠，而奶酪则能产热，而且富含钙质，能加速新陈代谢，让你在睡梦中也能消耗体内的脂肪。只要你不对奶酪和葡萄酒过敏，不管你属于什么体质，这种减肥方法都十分适宜。不过，奶酪一定不要多吃，否则就会减肥不成，反增肥了。

葡萄酒的种类很多，建议大家最好选择红葡萄酒饮用。因为葡萄的颜色越深，抗氧化、防衰老的功能也就越显著。在制作红葡萄酒的过程中，葡萄皮也会加入其中，而葡萄皮中的营养成分对人体十分有益。一杯色彩动人、入口醇香的红葡萄酒会给上班族女性带来更多的美丽和健康。

美颜提醒

很多人在应酬时会喝可乐、雪碧等碳酸饮料，可是这些饮料和酒一起喝会加速身体对酒精的吸收，从而加重酒对身体的伤害。而且甜饮料往往热量过高，和酒一起喝还会增加糖分和热量的摄入，加速肥胖。

你身边的天然“解酒药” 

应酬中喝醉是上班族女性常会遇到的意外，很多人甚至会带着宿醉醒来，第二天还昏昏沉沉的，头疼欲裂，胃部也很不舒服。为了避免这种情况，我介绍给大家一种纯天然的解酒药，能帮助你远离醉酒的烦恼。

参加应酬时，经常会有喝多了的情况，如果不能及时解酒，就这样带着醉意睡去，到第二天早晨，你就会有头痛恶心、眩晕呕吐、胃部不适等症状。这样不仅伤肝、伤胃，还会对你的神经系统造成严重伤害，甚至会使智力衰退，所以你如果不小心喝醉了，一定要及时解酒。

民间流行通过喝浓茶来解酒，其实，这是没有科学依据的。茶水虽然有一定的护肝作用，但浓茶会使人产生兴奋的感觉，所以给醉酒的人喝浓茶，就相当于给他的心脏以双重刺激，严重损害心脏功能。而且浓茶能利尿，本来应该通过肝脏来解毒的酒精，会在未被完全解毒的情况下提前进入肾脏，从而刺激肾脏，导致排尿过多，加重肾脏的负担，所以建议大家不要尝试用茶来解酒，尤其是浓茶。

有些人则选择用解酒药来解酒，但它在解酒的同时，也会对肝肾造成代谢负担。那有没有安全、没有副作用的解酒方法呢？

其实，我们身边有很多食物都有解酒作用的，而且效果远远大过各种解酒药物。

蜂蜜水是解酒“高手”。蜂蜜性平，味甘，有润肺止咳、补中缓急、解毒润燥的功效，它的主要成分是葡萄糖和果糖，其中，有一种果糖能促进酒精分解，帮助你快速解酒。另外，蜂蜜能修复喝酒对肝脏带来的损伤，解除醉酒后的头痛感觉。如果你喝醉了，马上喝一杯蜂蜜水，就能够快速解酒。而且，蜂蜜还能促进睡眠，你饮用之后能很快入睡，第二天也不会感觉身体不适。

梨也是天然的解酒药。梨性凉，味甘酸，有生津止渴，健脾止泻，和胃降逆的功效，能够解酒毒。《本草衍义》中就有“病酒烦渴人，食之甚佳”的说法。醉酒后，很多人都会感觉口干烦渴，吃一个鲜梨或喝些鲜梨汁就能够消除这种烦渴的感觉。

另外，酸奶也有不错的解酒功效。酸奶性平，味酸甘，有生津止渴，补虚开胃，润肠通便的功效。如果你喝醉之后，感觉烦躁不安，就可以喝一杯酸奶，不但能保护胃黏膜，还能减缓身体对酒精的吸收。而且酸奶还能很好地帮你舒缓心情，缓解烦躁的情绪。

有些女性朋友喝完酒之后，会感觉心悸、胸闷，像喘不过气来一样，这时候，你就需要吃些香蕉来解酒。香蕉性寒，味甘，有很好的清热解毒，润肠通便，润肺止咳，镇静安神的作用。吃完香蕉之后，血液中的血糖浓度会增加，酒精的浓度就会降低，烦热的感觉也会随之消失，从而达到解酒的目的。

美颜提醒

很多女性朋友往往十分讨厌醉酒后，嘴里的酒气和怪味，这时候，你即使喝蜂蜜水或吃梨也难以改善，最好的办法就是剥一个柚子，将柚子肉蘸上一些白糖，放进嘴里细细咀嚼，酒气和怪味会很快消失。

睡前喝牛奶，不如喝杯“安神助眠茶”

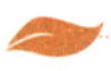

工作压力大的上班族女性中有睡眠问题的不在少数，很多人认为睡前喝牛奶能够助眠，可是很多人尝试之后会发现，喝牛奶不但不能助眠，反而会让身体发胖，在这里，我建议大家不如用“安神助眠茶”来代替牛奶。

上班族女性多是脑力劳动者，白天长时间地用脑，十分耗费心神，有时候晚上还要加班工作，这让她们的精神压力很大，很容易出现失眠和睡眠不稳的情况。

传统的观点认为睡前喝杯牛奶能够帮助睡眠，很多上班族女性为了睡个好觉，会在睡前喝一杯热牛奶。可是她们尝试过一段时间之后，却懊恼地发现，牛奶助眠的效果并没有多明显，反而让她们长胖了许多。我们知道，人在睡觉的时候，如果胃里还有食物，脾胃就不得不继续工作，胃不和，人也就“卧不安”，所以，睡前喝牛奶对睡眠并没有帮助。即使要喝，你也要在睡觉前半小时喝完。这样牛奶就能够被身体完全地消化和吸收，脾胃也就能够得到休息，不会影响你的睡眠。

另外，喝牛奶还会导致一个尴尬的问题，就是起夜。很多人晚上喝了牛奶之后，不得不半夜起来去上厕所，香甜的美梦也会被中途打断。还有的人喝了牛奶后，容易上火，这样也会影响睡眠的质量。如果喝牛奶对你的睡眠没有帮助，那么你不妨尝试一下“安神助眠茶”。

安神助眠茶

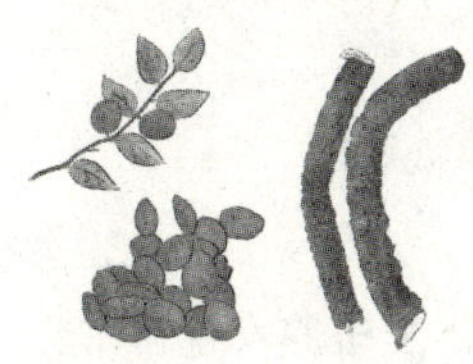

材料 茯神9克，酸枣仁15克，甘草3克。

做法 把茯神、酸枣仁和甘草一起研成粗末，装入纱布袋中，封口，然后把药袋放入保温杯中，冲入沸水，20分钟后即可饮用。

服法 代茶饮，睡前饮用。

茯神是指白茯苓中含有松根或细松木心的部分，性平，味甘淡，有宁心安神、益脾和胃的功效，而且茯苓能够与很多种药物配伍，古人称之为“四时神药”。现代研究也证明了茯苓有很好的保肝、抗癌的功效。

酸枣仁性平，味甘酸，《本草纲目》中记载说它能够“安神养心，平胃气，通七窍，助十二经，补中气，增津液，久服轻身延年”，是常用的养心安神药物。上班族女性多有失眠多梦、神经衰弱的症状，而酸枣仁安神的效果奇佳。

甘草性平，味甘，归十二经，有补脾益气，缓急解毒，调和百药的功效。这三味食材同用，能够养心安神，益智助眠，效果远远好过热牛奶。

这款药茶中的几味药物在药房中都能够买到，你在购买时，可以请药店里的服务员直接帮忙配好，打成粗末，分成小份，这样，你在服用时只需取出一小袋泡茶即可，十分方便。这款药茶四季皆宜，神经衰弱，经常失眠的人可以长期服用。

美颜提醒

为了更好地助眠，你可以在晚餐时喝些小米粥。小米，性凉，味甘咸，《本草纲目》中记载说它“煮粥食，益丹田，补虚损，开肠胃”，如果晚餐时喝上一碗小米粥，既能促进消化，又能很好地安神助眠。

优享健康生活，熬夜时的最佳养生养颜餐

都市人的生活节奏很快，很多人都有熬夜的习惯。上班族女性常常会加班到很晚，即使不加班，也会很晚才睡觉。这让她们养成了吃夜宵的习惯。可是吃夜宵既影响睡眠，又影响身材。因此，上班族女性要尽量远离夜宵，非吃不可，也要有所讲究。

很多上班族女性因为加班太晚，养成了吃夜宵的习惯，可是夜宵怎么吃，对她们来说，也是个很头疼的问题。有的人一边吃夜宵，一边担心自己的身材。有的人则不吃夜宵睡不着觉。还有的人认为吃夜宵能够补充体力，增加营养，是好事。其实，吃夜宵的好坏不可一概而论。

有些女性朋友手边常备着一些甜品、糕点之类的食物，夜宵就选择吃这些。还有的人会给自己熬一些甜汤，认为既滋补又健康。这些食物虽然口感甜美，吃起来也方便，可是如果半夜时空腹吃，却容易导致胃酸过多，引起胃部不适，而且夜里摄入太多的糖分，还可能转化成脂肪，成为破坏体形的“祸首”。

还有的人则选择了夜市的食物，如煎饺、肠粉、烤串、花生、毛豆等，这些多是高脂肪、高蛋白食物，在夜里进食，不但不易消化，还可能导致血脂过高，影响健康。

如果你的工作时间比较正常，一日三餐很有规律，那你就没必要吃夜宵了，不然能量就会超标，容易长胖。但如果你是一个经常工作或娱乐到很晚的“夜猫子”，熬夜久了就会又冷又饿，吃点夜宵是有必要的，既能补充体力，还能减轻疲劳感。你只要注意营养搭配，不暴饮暴食，就不会影响身材。

吃夜宵是有讲究的，吃对了才能给身体加油，反之，只会让健康受损，美丽失色。我们知道，晚餐吃得太晚会影响睡眠，还可能导致胆结石、尿结石、胃溃疡等疾病。夜宵同样如此，睡得晚的女性朋友不要等到感觉很饥饿时再吃夜宵，这时候的食量就难以控制。

如果你需要熬夜，可以在吃过晚餐一到两个小时后，吃些清淡又容易消化的食物，这样即使你工作晚一点，也不会因为太过饥饿而大量进餐。另外，你还可以把吃夜宵的时间提前，这样对维持身材也很有帮助。

味道不太甜的八宝粥或加入蔬菜的菜粥都是营养丰富又易于消化的，能够补益肠胃，缓解工作压力。另外，蔬菜汤面、酸奶、果汁等也易于消化，能够为身体提供水分，降低血脂，增强肠胃的功能。对熬夜的上班族女性来说，适量的蔬菜和果汁还能够起到滋润皮肤的作用。

俗话说“女人靠睡”，如果你经常熬夜，就容易气血不足，脸上会暗淡无光，这对你的美丽容颜是很不利的，所以建议大家还是保持早睡，远离消夜的良好生活习惯。

美颜提醒

吃完夜宵以后，你一定要隔一到两个小时再睡觉，不然就可能失眠。为了保证睡眠质量，吃夜宵时，你还要吃得淡一些，否则你就会不停地想喝水，夜里也会频繁起夜，如果水分无法排出，第二天脸还可能肿肿的，很不好看。

最瘦身营养晚餐实例介绍

“晚餐要吃少”，可是即使要少吃，晚餐也不能马虎，尤其是忙碌的上班族女性，早餐和午餐都吃得很匆忙，吃晚餐时，你就要注意对营养的“查漏补缺”了。

晚餐虽然要少吃，但并不意味着随便和简单。有些上班族女性在晚餐时只吃水果或零食，认为这样就能减肥，结果却往往让她们非常失望。水果消化得快，所以她们很容易就会感觉饥饿。有的女性坚信“忍者为王”，不吃东西，晚上就会翻来覆去睡不着觉。而一旦忍不住，有的人就可能在夜里暴饮暴食，更加不利于减肥。如果能够搭配好晚餐，女性朋友们就可以不用忍饥挨饿，轻松减肥了。

下面的几款晚餐就充分考虑了上班族女性的需要，既保证了晚餐的营养，又兼顾了瘦身的效果。

实例一：

主食：小窝窝头1个

辅食：凉拌菠菜1份+番茄豆腐1份+紫菜鸡蛋汤1碗

点评：这款晚餐十分清淡，但色彩丰富，营养全面。窝窝头用玉米面制作，作为粗粮，玉米能够补中健脾，促进肠胃蠕动，预防便秘。

晚餐以一个小窝窝头作为主食，既不会过量，又获得了很好的营养。辅食之中，菠菜是很好的绿叶蔬菜，营养丰富，富含植物纤维，常吃有促进新陈代谢，洁肤，抗衰老的功效。番茄豆腐清淡爽口，而且是很多上班族女性爱吃的酸甜口味，番茄有美容功效，豆腐则富含容易消化的植物蛋白，常吃能使肌肤更加细腻。再加上一碗紫菜鸡蛋汤，制作方便，营养也很丰富。

实例二：

主食：红豆粥1碗

辅食：清炒丝瓜1份+清蒸鲫鱼1份+凉拌菜心1份

点评：这款晚餐既有蔬菜，又有杂粮，还有美味的鱼肉，营养十分全面，口味也比较清淡的。红豆粥作为主食，既软烂可口，又易于消化，而且，它还有很好的养心补血的功效，在晚餐中食用，能够帮助你更好地入眠。

辅食之中，丝瓜能够清热凉血，润肤美容，常吃还能够帮助你调理月经。鲫鱼也是女人的补益佳品，能够健脾开胃，益气除湿，清蒸食用，鲜美可口。加上凉拌菜心，品质柔嫩，味道清爽，丝毫不会增加肠胃的负担。

实例三：

主食：米饭1小碗

辅食：炒豆苗1份+凉拌海带丝1份+蘑菇汤1碗

点评：这款晚餐看上去很丰盛，有两菜一汤，但食材很素，而且做法也很清淡。一小碗米饭能够很好地饱腹，很多上班族女性担心吃米饭会发胖，其实你只要控制好量，就没有问题。豆苗脆嫩可口，色香味俱佳，还有很好的清热、护肤作用，在燥热的季节食用，能够开胃消食。海带则有降低血脂的功效，有益减肥。在晚餐中加入蘑菇，能够补脾益气，蘑菇汤喝起来也十分鲜美。这款晚餐鲜美可口，又能够促进肠道的蠕动，从而有助于减肥。

美颜提醒

上班族女性的晚餐除了要注意少吃外，还要避免进食辛辣食物，否则会引起胃部的灼烧感，导致消化不良，而且辣味食物还会妨碍睡眠，不建议大家在晚上食用。

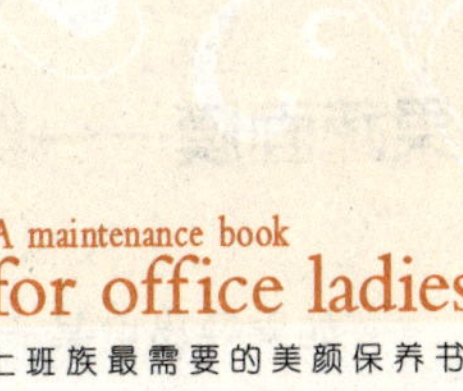

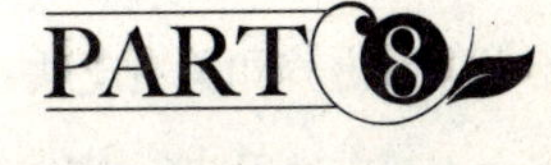

应急养颜小技巧

上班奴翻身巧变“白骨精”

商务活动是上班族女性经常要面对的。在商务活动中，你时刻要保持完美的形象，因为你代表的不仅是个人，更是公司的形象。上班族女性要想在商务活动中光彩照人，就要学习一些简单有效的养颜技巧，让自己随时随地都可以做“明星”。

DIY果蔬面膜——纯天然的美肤法宝 

如果要出席某一次商务活动，任何一个女性都希望自己的皮肤状态是最佳的。如果状态不佳，提前做一次美容保养或敷一敷面膜有一定的改善作用，或者你找一些天然的果蔬也能调出无副作用的美肤面膜。

果蔬面膜，顾名思义，就是用水果、蔬菜等材料制作的纯天然面膜。这种面膜不但能够滋养和美白皮肤，易于吸收，还毫无副作用，不会给皮肤造成负担。很多女人都有过用黄瓜片贴脸的经历，这就是最简单的果蔬面膜了。

不同的水果、蔬菜有不同的美容功效，你只要懂得巧妙利用，就能够针对自己的皮肤特点和想要达到的效果，来制作专属于自己的果蔬面膜，效果还不逊色于各种名牌面膜呢。

如果你的皮肤比较干燥，那么西瓜补水面膜就是最好的选择。把吃剩的西瓜皮放入冰箱冷藏15分钟，然后去掉残留的红色果肉部分，只用瓜皮敷在脸上，保持5分钟，再用清水洗净。在夏天时，经常做这个面膜能够让皮肤凉爽、舒适，还有很好的补湿和收缩毛孔的效果。

黄瓜也是补水润肤的最佳蔬菜。黄瓜洗净，放入榨汁机打成汁，滤掉渣滓，然后把黄瓜汁放入冰箱冷藏，使用时，只要把纸膜放入黄瓜汁中充分浸泡，用纸膜敷脸10分钟左右，能够美白、滋润皮肤。你也可以在这款面膜中调入适量的蜂蜜或柠檬汁，美白、滋润皮肤的功效更佳。

如果你的脸上有细纹，那丝瓜面膜是不错的选择。鲜丝瓜洗净后榨成汁，倒入适量蜂蜜，调匀，然后涂在脸上，干后用清水洗净。丝瓜能很好地美白、祛斑，还能滋润皮肤，舒展皱纹。脸上有细纹的女性朋友可以经常使用。

毛孔粗大的女性朋友则要把西红柿绿豆面膜列入自己的保养品之中。绿豆洗净，晾干后打成细粉，然后把西红柿放入榨汁机中榨成汁，把绿豆粉和西红柿汁调成糊状，敷在脸上，干后洗净即可。西红柿有美白皮肤的作用，而绿豆是收缩毛孔和排除毒素的“好手”，经常使用这款面膜，能让你的皮肤变得白皙、细腻，而且更加紧致。

除了这些果蔬外，柠檬、苹果、橘子、葡萄、樱桃、马铃薯等都有一定的美容作用，你可以根据自己的需要来进行搭配，制作适合自己的面膜。但有些绿植的汁液中含有光敏物质，白天敷完面膜后去晒太阳，就可能导致皮肤出现长斑、过敏等问题，如芦荟等。为了防止这种情况发生，建议大家在自制面膜之后，一定要先在耳后做一下皮肤测试，一旦出现过敏现象，就不要再使用这种面膜了。在敷面膜的过程中，如果皮肤出现发痒、发红等不适症状，你应马上洗去，不要硬着头皮继续敷。

美颜提醒

果蔬面膜都是由新鲜的水果、蔬菜制作而成的，在保质期上有一定的限制，所以你在制作完后，最好马上用完，用不完的，则要存放于冰箱中，以防变质。但为了保证果蔬面膜的最佳效果，你最好在三天内用完，不要长时间存放。

防晒霜怎么用最有效 

防晒是女人保护皮肤的重要功课，特别是那些经常要出席商务活动的上班族女性，有时需要长时间待在太阳底下，稍不注意，皮肤就会被晒黑，晒出斑点。所以，在化妆包里常备一瓶优质的防晒霜，是让皮肤免受阳光折磨的好办法。

俗话说“一白遮百丑”，任何一个女性都希望自己的皮肤再白皙一点。有的人全副武装，夏天也穿长袖，帽子、遮阳伞、防晒霜更是一件都不少。有的人则尽量不出门，以防晒黑。但如果有户外的商务活动时，就算是被阳光曝晒，她也只能硬着头皮出席。这时，做好防晒工作就更加重要了。

其实，适当的日晒是有好处的，能够强健骨骼，保护皮肤，增强身体的抵抗力。但过度的日晒就会让皮肤长斑，发黑，加速老化。上班族女性虽然在户外的时间较少，但也要注意防晒，特别是当你曝晒于阳光下时，更要及时涂抹防晒产品。如果你喜欢游泳，就要选择具有防水效果的防晒霜。

有的人误认为只有在炎热的夏季，紫外线才会非常强烈，所以只在天气很热的时候涂抹防晒霜。其实，紫外线在空旷的地方更为强烈，例如在山上或海面上，虽然凉风习习，但紫外线强度是很高的。这时候你不注意防晒，就很可能造成皮肤损伤。就算是在阴天，紫外线也能够穿透云层，伤害皮肤。很多公司的商务活动会选择在比较空旷的场地进行，出席这些活动时，防晒是十分重要的。

遮阳伞虽然有一定的遮阳效果，却遮挡不住所有的紫外线。对上班族女性来说，最好的防晒方法还是准备一瓶优质的防晒霜。那么，防晒霜该怎么选择呢？

肤质不同的人，要选择不同的防晒霜，所以你在购买防晒霜之前，最好做一次皮肤测试。

如果你是油性皮肤，建议选择水状的防晒霜；如果你是干性皮肤，则适宜霜状的防晒霜；如果你不能准确地判断出自己的皮肤性质，那可以选择乳液状的防晒霜。另外，不管你选用什么品牌的防晒霜，在购买前，你都要在自己的手臂内侧试用一下，如果涂抹后出现皮肤红肿、痛痒的情况，说明皮肤过敏，不宜选用。

选择防晒霜还要注意防晒指数。有的人认为防晒指数越高，效果越好，对皮肤的保护作用也越强。其实不然，防晒指数越高，说明产品中的防晒剂越多，对皮肤的刺激也会相应地增加。所以你在选择防晒霜的时候，也要因时、因地而有所不同。如果你只是在平时上班的时候使用，SPF15的产品就可以了；如果你需要到户外运动的话，则要选择SPF25～SPF30的产品；如果你长时间在海边或山上时，则要选择SPF35以上的防晒产品。

很多上班族女性都是在上班前匆匆涂抹上防晒霜，然后就出门了，这样的防晒效果往往不佳。因为皮肤对防晒霜的吸收也需要一定的时间，要想让防晒霜的功效发挥到最大，你就要提前半小时左右涂抹，而且在流汗或户外待了几小时之后，你还要重新涂抹，以保证皮肤一整天都安然无忧。

美颜提醒

即使你已经晒黑了，也不要破罐子破摔。化妆包里时刻准备着一瓶防晒霜是很有必要的。皮肤变色说明皮肤已经进入了自我保护状态，却起不到抵挡紫外线的作用，如果不注意防晒，皮肤的损伤还会加重，到时你就追悔莫及了。

你不知道的婴儿润肤油妙用方

为了保证卸妆卸得彻底、干净，很多女性朋友都给自己准备了各种各样的卸妆液、卸妆油，这让她们的化妆包时常处于濒临爆炸的状态。要想精简自己的化妆包，同时还能彻底地卸妆，你只需一瓶婴儿润肤油就够了，经常使用，还有很好的补水效果。

卸妆的重要性，我们大家都很清楚。可是在出席活动的时候，卸妆对我们女性朋友来说是个麻烦事儿。化妆包里不但要塞下各种各样的化妆品，还要增加全套的卸妆产品，化妆包几乎都要被撑爆了。这时，任何一个女性都希望卸妆能够变得简单一点。其实，一瓶小小的婴儿润肤油就能够解决这个烦恼。

婴儿润肤油性质温和，成分比较天然，对皮肤没有刺激，还能够滋养、舒缓和保护皮肤。而润肤油的成分也能够溶解化妆品中的油脂，从而有助于卸妆。

在卸妆时，你只要先将婴儿润肤油涂抹在脸上，然后轻轻揉搓，洗净，再用洗面奶做一次清洁，洗掉残留的婴儿润肤油就可以完美卸妆了。上班族女性的妆一般化得较淡，所以只用婴儿润肤油就能够很好地卸干净。只是在卸眼妆时，你要十分小心，按揉时用力要轻，注意不要把婴儿润肤油弄到眼睛里去。

婴儿润肤油还有一个很绝妙的用途，就是能够卸除身体上的彩绘。用婴儿润肤油在彩绘表面涂抹，轻轻按摩后，用纸巾就能够轻松擦掉。

较之于很多“大牌”护肤品，婴儿润肤油不但价格便宜，还有不错的补水功效。尤其是在皮肤容易干燥的冬季，很多女性在洗完澡后，往往会感觉身上很干，这时候，你可以先用一块小毯子盖住身体，露出小腿和手臂，在手心倒上几滴婴儿润肤油，双手搓热后，从脚底到腿部，从手心到手臂部位，轻柔地按压、揉搓，能够很好地滋润皮肤，防止皮肤干燥。脸部同样也可以用婴儿润肤油来进行保养。

如果你担心这种外用的方法会让皮肤太过油腻，那你可以在泡澡时在洗澡水中滴入几滴婴儿润肤油，在温热的水中，润肤油能够被身体很快地吸收，并在皮肤表面形成一层保护膜，让皮肤不受损伤。

头发干燥的上班族女性也可以用婴儿润肤油来滋润头发。做法是，在手心滴几滴婴儿润肤油，轻轻揉搓一会儿，然后用双手揉搓头发，涂满头发之后，用温热的毛巾把头发整个包裹住，过几分钟，毛巾变凉之后取下。经常做这样的护理，再干燥的头发也会拥有健康的光泽。

婴儿润肤油的滋润作用很强，而且不会对皮肤造成伤害，你可以充分利用婴儿润肤油来滋养指甲和足部，也能收到很好的效果。如用婴儿润肤油来按摩干裂的足底或指甲等，但需要注意的是，用婴儿润肤油按摩完后，如果你不及时洗净，往往会感觉皮肤过于油腻，甚至会出现毛孔粗大、长痘等问题，油性皮肤的人则更应该注意这个问题。

美颜提醒

怀孕后女性朋友往往会长出妊娠纹来，而且生产之后也不会消失，这会让皮肤变得不再美观。为了预防和改善妊娠纹，你也可以在早晚用婴儿润肤油涂抹在肚子上，轻轻按摩，这样就能够增强皮肤弹性，缓解妊娠纹。

防患于未然——出门在外护理急救方 

外出时，如果不方便洗脸，很多女性朋友习惯于用湿纸巾代替洗脸，可是如果不及时涂抹保湿护肤品，皮肤很容易变得干燥起来。这时候，你很有必要准备一个小喷瓶，装上一些柔肤水，喷在脸上，不但感觉清新、舒爽，还能够长久保湿。

我们每天居住的房间，如果不经常打扫，就会堆积很多的垃圾和灰尘。脸部也一样，如果不及时清洁，就会有灰尘和污垢堵塞毛孔，引起毛孔粗大、脸色暗沉等问题。清洁不彻底，就算使用昂贵的护肤保养品，也会变成“表面功夫”，无法被皮肤吸收，还可能助长细菌，导致脸上痘痘丛生。尤其是经常在电脑前工作的上班族女性，皮肤会聚集更多的灰尘，一定要及时清洁皮肤。

可是有时候，有些女性会遇上不方便洗脸的状况，这对她们做好皮肤清洁工作是个不小的考验。很多人就用矿泉水随便抹一把脸，或用湿巾潦草地擦一擦完事。如果这样洗脸，毛孔里的污垢往往无法得到彻底的清洁，皮肤也会变得越来越干燥。

还有的人担心湿巾无法洗干净，就用力擦拭。可是过于用力摩擦，会加重对皮肤的刺激，还可能造成多余的油脂分泌。很多用力擦脸的人会感觉脸变得越来越油就是这个原因。

其实，一小喷瓶柔肤水就能够很好地解决这个问题，最好选择那种喷雾很细的喷瓶，能够让喷出的水变成薄薄的水雾，均匀地洒在脸上，既有助于清洁，还能够很好地被皮肤吸收，长久保湿。特别是对那些皮肤容易干燥的人来说，这个秘密武器就显得更加重要了。不方便洗脸时，先用湿巾在面部轻轻擦拭，然后轻轻喷洒这种喷雾，感觉柔肤水密布在脸上，轻拍一圈，皮肤就会感觉十分滋润。

在家里用这种喷雾来改善皮肤状况也很有效。不过你可以把喷瓶放入冰箱冷藏，过10分钟左右取出，洗完脸后，用喷雾在面部喷洒，感觉十分清爽，还能够促进血液循环，让皮肤变得健康、紧致。经常这样做，皮肤会变得更有弹性，而且不会干燥。

很多上班族女性脸上长痘时不敢随意使用护肤品，担心滋润度好的护肤品会让痘痘变得更大。这时候，用这种柔肤水喷瓶也很合适。长痘往往是皮肤的油脂分泌量超过了水分供应，堵塞了毛孔，使毛囊发炎引起的。及时对肌肤补充水分很有必要，能够让皮肤重新回到水油平衡的状态。

洗完脸后，用喷瓶在脸上喷一层柔肤水，轻轻拍打，就能加快皮肤的新陈代谢，痘痘也会慢慢消退。

在炎热的季节，脸上出油很多时，很多女性朋友往往会增加洗脸的次数。外出不便时，就会频繁用湿巾擦脸。可是这样频繁地刺激，很容易让脸部皮肤变得敏感，甚至长痘。即使你的皮肤是油性的，也不宜过度清洁，这样不但会破坏皮肤表面的天然保护膜，还会让皮肤分泌更多的油脂，让脸部变得更油。所以当你感觉皮肤不清爽时，最好用柔肤水喷一下。

美颜提醒

在早晚洗脸时，你最好选用不同的洗面奶来清洁面部。因为经过一夜的睡眠，皮肤得到了很好的休养，没有太多的污垢，所以在早上，你只要用清洁力较弱的洗面奶就可以。而到了晚上，脸上往往有很多灰尘和污垢，最好用清洁效果强的洗面奶来彻底清洁面部。

干燥时节的保湿助力，让肌肤水嫩嫩 

上班族女性长时间待在空调房里，皮肤的一个很大问题就是缺水。有些人不断尝试各种各样的爽肤水、柔肤水，其实，矿泉水和喷瓶就能够很好地保湿润肤，完全满足皮肤的需要。

干燥是皮肤的大敌，缺水的皮肤会逐渐失去弹性，生出干纹，毛孔粗大，粗糙不堪，甚至会起皮、掉皮，变得十分敏感。对皮肤来说，补水、保湿在任何时候都十分重要。上班族女性长时间待在空调房里，皮肤缺水的情况十分严重，对她们来说，补水、保湿就更是每日必做的功课了。

有些人会购买各种各样的补水产品，如保湿洗面奶、爽肤水、柔肤水、保湿乳液、保湿面膜等，这些虽然有不错的效果，但做足全套的保湿护理往往要花很多时间，而且不宜在办公室或参加活动时使用。

其实，一小喷瓶矿泉水就完全能够满足上班族女性的需要。喷瓶能够让水分变成轻薄的水雾，喷在脸上是细细密密的一层，能够迅速渗入毛孔，给干渴的皮肤以最好的滋润。不管你身在何处，随身携带一小喷瓶矿泉水，当皮肤感到干燥时就喷一喷，不但能够滋润皮肤，还有醒脑提神的作用。

在冬、春这样干燥的季节，女性朋友们往往十分注重保湿工作，可是到了炎热的夏天，她们总想让皮肤保持清爽的感觉，除了防晒品外，几乎不在脸上使用过多的护肤品，也不太注重补水、保湿。这让皮肤很容易出现外油内干的情况，如果不及时调理，皮肤就会变得越来越差。

一般来说，当肤色暗沉，并出现了干纹，而且皮肤有不适感时，那就是皮肤出现了轻度缺水的“信号”。另外，很多女性朋友还会出现这样的情况，油虽然被“控”出来了，但水分补充不足，皮肤看起来清爽，却已经处在缺水的危险中了。这时候，你可以先给皮肤做一次去角质护理，清洁掉表皮脱落的角质，然后再喷上矿泉水喷雾，皮肤的缺水“危机”就能够很快缓解。

如果不注意及时补水，皮肤缺水的情况就会加重。脸上会出现细纹，脸部的皮肤也变得很敏感，你在用护肤品擦脸时，甚至会有刺痛感。有些人的脸上还会起一层层的干皮。这时候，皮肤中的水分已经无法供应到表皮了，你最好使用一些柔肤水和保湿精华，迅速为皮肤补足水分，提升皮肤的吸水能力。然后经常在脸部喷一些矿泉水喷雾，让皮肤长时间处于水分充足的滋润和保护之下。

需要注意的是，矿泉水喷雾也不是万能的。在风比较大，天气十分干燥的时候，在面部喷矿泉水也不宜太频繁。因为这时的喷雾会很快变干，不但不能起到滋润皮肤的作用，反而可能“偷走”皮肤本身的水分，让皮肤越来越干。这时使用一些凡士林之类的护肤品，能够在皮肤表面形成一层保护膜，防止水分过度流失，从而有助于保湿。

美颜提醒

为了让皮肤时刻保持水润，你在洗脸时不要使用太热或太凉的水，太热的水会让皮肤变得干燥，而太凉的水则会刺激皮肤，导致出油，最好使用温水洗脸，这样能够打开毛孔，洗净污垢，还不会带走皮肤里的水分。

甩开黑眼圈，滤干茶包就能做到

工作忙时，要频繁地加班，所以很多上班族女性经常会顶着一对“熊猫眼”，而且用眼膜、涂眼霜也很难一下子让黑眼圈完全消除。如果你有喝茶的习惯，那么茶包一定不要随手丢弃，闭目，用泡完的茶包敷眼，能够明目提神，让你的“熊猫眼”很快消失。

工作压力大的上班族女性常常要面临黑眼圈的困扰。早上起床时，看到镜子里那对黑黑的“熊猫眼”，心情也会变得沮丧起来。就算在眼底多刷一层粉底，也无法全部遮盖住。

黑眼圈和经常熬夜、情绪不稳定、眼部疲劳有关。身体过于疲劳时，静脉血管的血液循环就会减慢，眼部皮肤的红血球细胞供氧不足，静脉血管中的二氧化碳和代谢废物堆积过多，就会导致慢性缺氧，血液颜色变暗，并形成滞留，造成眼部色素沉着。

有些女性朋友会尝试使用昂贵的眼霜来改善黑眼圈的状况。眼霜虽然能够给眼部皮肤提供一些营养，却无法彻底改善皮肤内部的血液循环。更何况，上班族女性经常要熬夜加班，眼部的疲劳不断累积，即使是大牌的眼霜也难以立刻改善。如果能有一些随手可得的简单方法让她们及时缓解眼部的疲劳，预防“熊猫眼”的出现，我想是每一位女性朋友都很乐见的。

茶包就有这样的妙用。有些上班族女性喜欢喝袋泡茶，觉得十分方便。喝完后茶包往往就随手丢了，其实，用茶包敷眼就能够缓解黑眼圈。做法是，把茶包取出后，滤干水分，趁着茶包温热的时候，闭目，敷在双眼眼皮上，10分钟后用清水洗净即可。

温热的茶包能够促进眼部的血液循环，而茶叶中的物质有消肿、润肤的作用，使用茶包敷眼能够让“熊猫眼”的症状很快得到改善。

天气热的时候，茶包放置的时间太久可能会滋生细菌，用来敷眼可能会导致眼睛发炎，为了保证卫生和安全，建议大家选择消毒纱布做成茶包，然后把泡过的茶叶放入纱布袋中绑好。在敷眼之前，先用温水轻轻洗一下眼睛，再用手按摩一下眼睛四周的皮肤，然后把茶包敷在眼睛上即可。你也可以把茶包放在眼睛上，来回轻轻揉搓眼部肌肤，会感觉十分清凉、舒适。

茶包选用红茶和绿茶都可以，如果你有肿眼泡的问题，那茶包可以冷藏后再用，能够很快让眼睛消肿，值得注意的是，用茶包敷眼时，你一定要让茶包保持一定的湿度。另外，茶包不要冲泡太多次，如果冲泡两次以上，茶叶的营养物质就会慢慢被析出，再用来敷眼就难以起到消除黑眼圈的效果。

虽然茶包敷眼随时都可以进行，但如果你能在早晨起床后做的话，效果是最好的。这时候，经过一夜的休息，眼睛的疲劳已经得到舒缓，血液循环也开始加速，而敷眼能促进眼部的血液循环。

美颜提醒

有些上班族女性的黑眼圈是因为抽烟、眼妆卸除不彻底或睡觉时枕头太低造成的。对这些原因造成的黑眼圈，你只要注意调整生活习惯，就能够很好地改善。所以，你在尝试消除“熊猫眼”之前，要首先弄清楚黑眼圈产生的原因，而不是盲目乱试。

健康生活每一天——吹风机的养生妙用 

策划和筹办一场商务活动，对每个上班族女性来说，都是个不小的考验。在费神费力地完成任务之后，多数人都会累得浑身酸痛。这时候，吹风机就是你的好伙伴，把吹风机对准酸痛的部位，用热风徐徐吹动，就能够疏通筋骨，吹散疲劳。

上班族女性经常需要参与策划和筹办商务活动，很多人忙完一场商务活动之后，会累得筋疲力尽，浑身酸痛。有些人回到家就瘫在沙发上，一动都不想动。其实，这个时候按摩、敲打一下身体，能够让气血流通更顺畅，筋骨也得到舒展，对缓解疲劳很有帮助。如果你实在没力气按摩，要想放松身体，这还有一个更好的帮手，那就是吹风机。

当身体感觉十分劳累时，血液循环就会变慢，新陈代谢也跟着变缓，从而出现酸痛的感觉，而用吹风机对着酸痛的部位吹出热风，这样就能够让局部的血管扩张，促进血液循环，身体的疲劳状况就会得到缓解。这种方法对缓解受寒引起的胃痛、关节痛等问题，尤其有效。

参与商务活动时，你往往需要长时间站着。有些人还会穿高跟鞋，长时间站立会让腰腿和膝关节变得酸痛不止。要缓解这些症状，回家后，趴在床上，露出腰部，用吹风机对准后腰和腰两侧的肌肉部位吹热风，每个部位吹5分钟左右，注意距离不要太近，以免被热风烫伤。如果自己不方便操作，你可以请家人帮忙。

如果你感觉到腿部疼痛，则可以用吹风机对准大腿和小腿的肌肉来回吹动，感觉疼痛的部位可以多停留一会儿，一般吹5分钟左右，腿部就会暖洋洋的，疼痛的感觉也会缓解。这样还有助于缓解小腿抽筋。

膝盖是最容易受寒的位置，也是膝关节的所在。如果你感觉膝盖处酸痛不已，就用吹风机对准膝盖两侧和后方膝盖窝的部位吹热风，感觉到膝盖处变暖即可停止。每次洗完澡后，你就可以进行一次这样的吹风保健，能够防止膝盖受寒。

如果你担心皮肤会不小心被热风烫伤，那可以先用一块毛巾在温水里浸泡一会儿，然后拧干水分，铺在身体酸痛的部位，再用吹风机对着毛巾吹热风。这样即使热度稍高，也不会让你的皮肤受伤。

其实，吹风机还有缓解头痛的作用。长时间用脑会让你感觉头脑昏沉沉的，头部一跳一跳地疼，这时候取一块热毛巾敷在头上，用电吹风对着太阳穴两侧吹热风5分钟左右，头痛的症状就可以得到缓解。

用吹风机缓解身体酸痛的方法类似于热敷，但吹风机的操作更加方便，而且它有几个风量可以调节，在吹风时，你可以根据自己的身体感受来及时调整风量大小，十分灵活。

每天洗完澡后，你在吹头发时，顺手就可以在身体感觉疲劳、酸痛的部位吹一会儿，这就像是给自己准备了一个随身的“保健医生”，经常调理，身体的紧张和劳累都能够得到缓解。

美颜提醒

当你不小心割伤了手，身边又没有创可贴的时候，你可以用吹风机来救急。把吹风机对准流血的部位，吹出热风。不需多长时间，流血处就会结痂，伤口也会很快愈合。

出差也可以是一次美好的旅程

出差时，正常的饮食和作息规律都很难保证。而且，身体对新的环境也需要一定的适应时间，很多上班族女性会在出差时出现水土不服的现象。到一个新的环境之后，多喝酸奶是个好办法，能够调理肠胃，帮助消化，提高免疫力，对预防妇科疾病也很有帮助。

到外地出差是很多人在工作中不可避免的一部分。工作繁忙的时候，短短的几天里，要辗转于几个城市之间，生活和饮食都变得不规律起来，健康也会遭受极大的挑战。有些上班族女性在出差后，会出现头痛失眠、腰酸背痛、肠胃不好、气色变差等问题，这让很多人都患上了“出差”恐惧症。

为了更好地度过出差时光，建议大家在出差食谱中加入酸奶。酸奶有很好的调理肠道的功能，而肠胃不适是上班族女性在出差时遇到的最大问题。出差不是游山玩水，多数人都需要计算着时间搭车乘机，三餐也无法定时，有时候甚至连饭也顾不上吃。而且很多人都无法适应当地的饮食习惯，这时，肠胃就会“造反”，产生不适感。

多喝酸奶能够促进肠道内菌群的平衡，还能在肠道内形成有力的生物屏障，防止有害菌侵犯肠道。而且，酸奶的味道酸甜可口，能促进食欲，有助于胃酸分泌，从而加强消化。如果你在出差时出现了便秘，喝些酸奶有很好的缓解作用。

另外，酸奶还是很好的美容食品。长时间待在车厢内，空气十分干燥，皮肤里的水分也会慢慢流失，皮肤变得干燥异常，如果不能及时给皮肤补足营养和水分，气色就会变得很差。而喝些酸奶能够起到滋润皮肤的作用，让面色变得红润，有光泽。

酸奶是牛奶发酵而成的，除了富含多种营养成分外，还能提高人体免疫力，增强身体的抗病能力。而且，酸奶也是失眠人士的最佳食物选择。上班族女性长时间出差在外，经常日夜颠倒，生物钟被彻底打乱了，失眠就成为她们出差时的困扰之一。而喝酸奶能够有效缓解失眠问题，让你更有精力来迎接工作中的挑战。

频繁出差带给上班族女性另一个不好启齿的问题就是妇科疾病。生活不规律会导致内分泌失调，妇科疾病也会不请自来。长时间待在狭小的空间内久坐不动，腰腿部的血液循环不畅，很容易出现下肢水肿、气血淤滞等问题，这就为妇科疾病埋下了“隐患”。再加上出差时，公共场合的住宿和卫生条件不理想，很容易造成各种细菌感染，稍不注意就会造成各种妇科炎症。

酸奶中富含有益菌群，能够调节人体肠道内的菌群平衡，对防治妇科疾病也有一定帮助。

美颜提醒

酸奶一定要冷藏饮用，不宜加热，否则酸奶中的有益菌就会被破坏。如果你喜欢喝水果酸奶，可以选自己喜欢的水果，洗净，切丁后拌入酸奶中食用，这样营养更丰富，口味更鲜美，而且能够更好地美容护肤。

花草茶的美容功效真不错 

花上3分钟时间，给自己泡一杯花草茶，在氤氲的香气中，放松心情，这样的休闲时光，一定会让你心动吧？色彩缤纷的花朵在杯中沉浮，既赏心悦目，又唇齿留香。

上班族女性多有喝咖啡的习惯，工作紧张时，能够醒脑、提神的咖啡成为她们离不开的“救星”。可是咖啡喝多了会伤胃不说，还容易上瘾，更有引发骨质疏松的危险。工作之余，喝上一杯花草茶，如同置身于空气清新的田野之中，能够让自己感受到久违的悠闲和放松。

古人有“上品饮茶，极品饮花”之说，可见他们对花草茶极为推崇。在古代宫廷之中，妃嫔们也喜欢通过喝花草茶来美容保健。花草茶采用天然植物的花、根、茎、叶、果、皮等制作而成，这些植物集中了天地灵气的精华所在，所以，喝花草茶既绿色环保，又能够让我们摆脱办公室里的劳累和紧张，很好地回归自然。

花草茶的种类很多，你可以根据自己的需要来进行选择和搭配，当然前提是你要对各种花草的功效有所了解。

玫瑰花茶是很常见的一种花草茶，有很好的护肤美颜的功效。玫瑰花性温，味甘，微苦，香气浓郁，《食物本草》中记载说，玫瑰花“主利肺脾，益肝胆，食之芳香甘美，令人神爽”。女性朋友常喝玫瑰花茶能够活血散淤，理气解郁，对缓解抑郁的心情有很好的作用，还能够淡化面部斑点，延缓皮肤衰老。如果你想要美容瘦身，那你可以把玫瑰花和薄荷、洋甘菊搭配起来泡茶喝，效果十分显著。如果你有经期综合征，经期总是情绪不佳，脸色暗淡，那也多喝点玫瑰花茶吧。

茉莉花茶是很适合上班族女性的花草茶。茉莉花性温，味甘辛，香味动人，有“人间第一香”之称。它有理气开郁、辟秽和中的功效，上班族女性平时工作紧张，休闲时喝上一杯茉莉花茶还能够放松紧张的神经，稳定情绪。而且，常喝茉莉花茶，还能够清肝明目，生津止渴，延缓衰老。另外，茉莉花和粉红玫瑰花搭配起来还有瘦身的功效。

洋甘菊也是很受上班族女性喜爱的花草茶。洋甘菊味微苦，气味清香，有明目清肝、放松神经、安抚心情、舒缓头痛的功效。上班族女性在饭后喝上一杯洋甘菊茶，能够帮助消化，降低胆固醇，而睡前喝一杯，则有安神助眠的作用，还能够减少噩梦。皮肤过敏的上班族女性常喝洋甘菊茶，能够改善过敏的症状，润泽皮肤。洋甘菊可以和很多种花草搭配，如玫瑰花、满天星、薄荷、紫罗兰、金盏花等。

将一茶匙洋甘菊和一茶匙紫罗兰放入杯中，加入热水，焖3分钟左右，就是一杯香气扑鼻的美白润肤茶。喜欢甜味的上班族女性还可以在茶中加入蜂蜜调味，更加可口。

选对了适合自己的花草茶，就能够让你的休闲时光变得更加馨香、宜人。

美颜提醒

上班族女性如果喜欢复合味的花草茶，可以把不同的花草茶搭配在一起，但一次不宜放入太多种类，以3～4种为宜。如果放得太多，太杂，既影响功效，口感又不好。花草茶宜即冲即饮，不宜久放。

“减法”化妆法，越简单越美丽

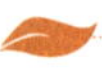

现在越来越流行“裸妆”，化完妆之后，人显得十分清新，气质也很出众。在这里，我介绍给大家一种“减法”化妆术，能让你显得更加时尚、美丽。

简单清透的“裸妆”是近年来化妆的流行趋势，而对上班族女性来说，要想在工作中展露自己干练的一面，一个简单的妆容就显得十分重要，这就要求我们在化妆时做做减法，这样不但能够让你的化妆包轻松“瘦身”，还能够为皮肤减轻很多负担。

要想让化妆变得简单，最轻松的办法就是一物多用。有的化妆达人能够把一支唇膏当做眼影、腮红和口红使用，十分方便快捷，而且妆容看上去和谐、自然。即使你无法达到这样的“段位”，也可以把自己化妆包中的彩妆品作一个合并，让一些能够一物多用的产品发挥更大的用途，也为你的彩妆购置省下一笔不小的开支。

比如说，持久性好，又不易脱妆的唇霜就可以用来涂腮红，你只需淡淡地涂抹一些，然后轻轻晕开，就能够让脸色看上去十分动人。再比如说，睫毛膏可以代替睫毛夹使用。有些女性朋友感觉睫毛夹夹出来的睫毛十分僵硬，其实你只要先用睫毛膏在眼部中央打底，再刷一下睫毛，就能够营造出睫毛浓密、眼神深邃的感觉。

打造透亮、柔美的唇部，会让你的妆容显得更加清透，可是很多人连唇膏、唇蜜都用上了，仍感觉唇色不好看。其实，你只要用一些珠光眼影来代替唇膏，就能够很好地提亮唇色。用唇刷蘸取一点珠光眼影，在唇部中间和下缘处轻轻涂抹，唇色就能自然、清透。

另外，在你的化妆包里可以常备一个多色拼盘式眼影，其中一定要有深褐色或深灰色，还要有一格白色，这样的眼影盒十分有用。你可以把两种眼影色搭配刷出自己想要的眼部效果，而深褐色或深灰色眼影能够用作眼线或眉粉。白色更是提亮肤色和遮盖瑕疵的必备品，必要时，你还可以用它来代替遮瑕霜。

如果你能够在化妆包里放入一支白色珠光笔，就相当于随身携带了一支能够轻松搞定许多妆容的“神来之笔”。在化浅色的眼妆，提亮唇色或在眉骨、内眼角、下眼线加高光时，用这支笔轻轻一画远胜过你反复地涂涂抹抹。

有些人对涂抹粉底很头疼，原本是想化出裸妆的效果，却因为描绘得过于精细，整张脸显得死白而没有生气。其实，要化出脸部的层次感，并不需要很多化妆品，你需要的只是一个大号粉刷，越大的刷子，刷出的颜色会越自然。你只要在颧骨下蘸取一点腮红或涂抹一点唇霜，然后用粉刷轻轻打圈直到太阳穴处，就会出现很自然的晕染效果，肌肤的质感也十分清透。

美颜提醒

用“减法”来化妆，即使在出汗多，需要补妆时，你也无须面面俱到。只要找准一个重点，就能够让受损的妆容变得让人眼前一亮。你可以着重于眼部或唇部，在眼线部位加重一点或用一些提亮唇部的珠光色，就能够瞬间拯救你的整个妆容。

完美底妆第一步

脸上的光泽能够让一个人显得更加精神。就算你的皮肤足够白皙，如果缺乏光泽，也会显得没有活力。在化妆时，如果你想要让自己神采奕奕，就要巧妙利用光泽粉底，简单一抹，就会让脸色明显改善。

对脸上有斑点和肤色暗沉的女性来说，化妆时打粉底是一件很头疼的事。轻轻地涂抹一层粉底，脸上的瑕疵没办法很好地遮盖，但如果用遮盖力很强的粉底，往往让脸色看上去很不自然，显得毫无血色，人看上去也没有精神。在“裸妆”盛行的当今社会，你要想有一个清新又精神的妆容，是需要一些技巧的。使用好光泽粉底，就能够让你的妆容更加出彩。

珍珠不管是什么颜色，都透着一层淡淡的光彩，正是这一点光彩让珍珠跳脱出来，很容易就能吸引人们的目光。上班族女性要想精神十足，就要让脸上透出一点珍珠一样的光彩。当脸上有光彩的时候，就算是有一些瑕疵，也会被忽略掉。而一瓶有珠光效果的粉底霜就能够帮你打造出一款精神十足的妆容。

在化底妆时，用大号粉刷蘸取一些珠光粉底霜，然后在面部轻扫，只要薄薄的一层就能让肤色显得透亮、匀净，皮肤上的毛孔和干纹就会被遮盖掉，肤色也很健康。为了让妆容达到最佳效果，对粉底霜的选择需要特别注意。在色号选择上，你要选择最接近肤色的色号，太白或太暗都不好。在商场专柜购买粉底霜的话，你要注意商场的灯光和自然光有些不同，在灯光下感觉很合适的色号，放到自然光下看不一定就合适。你最好是走到户外的自然光下去感觉一下，粉底是否服帖，滋润度够不够，颜色是不是适合等因素都要考虑到。

另外，人的肤色是不断变化的。在不同的季节，人的肤色也有所不同，而且对粉底的需求也有差别。如在冬天，多数人的户外活动量减少，太阳见得少，皮肤往往会比其他季节白皙一些，这时，你选择的粉底就要有一定的滋润度，在色号的选择上也要选择比夏季时用的粉底颜色浅一点。而且，为了让粉底更适合当时的皮肤，你最好不要“囤货”。

在选择粉底时，还有一个需要你格外注意的问题，那就是年龄。青春年少时，不施粉黛也会光彩照人。而你一旦到了轻熟女的年龄，在选择粉底时，你就要注意皮肤干燥、油脂分泌过多等问题，粉底既要能够遮盖表面瑕疵，还要有一定的控油、保湿作用。为了防止出汗时脱妆，粉底最好有一定的防汗功能，不必频繁补妆。

另外，粉底的质地是否轻薄也很重要，如果粉底涂上去就像是戴了一层假面一样，再有光泽也只能显得做作而不自然。而质地轻薄的粉底就算涂上去仍然会有细纹和一些小瑕疵，但只要感觉均匀、清透，妆容就显得很清新、自然。如果你担心那些瑕疵会影响妆容，可以使用一些遮瑕笔之类的产品来遮盖，效果更好。

美颜提醒

有的女性朋友喜欢把粉底和面霜混在一起使用，感觉这样的妆容更服帖、自然。但面霜是护肤品，而粉底是彩妆品，两者如果混合在一起，皮肤就无法很好地吸收，容易失去一层保护屏障，彩妆造成的皮肤负担就会加重，不利于皮肤健康。

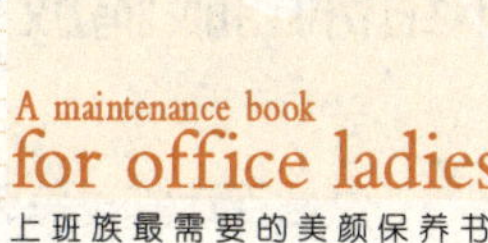

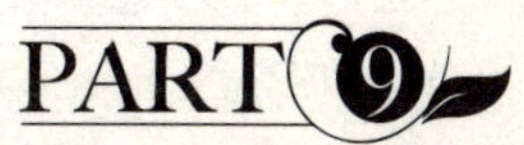

上班族低成本保龄法
活得美丽精致太简单

一个真正的美女，从指尖到发梢的每一个细节，她都不会放过。确实，很多时候，容颜的改变来自生活中的任何一个不经意的习惯。好的习惯会让你一天比一天更漂亮，而坏的习惯却会蚕食你的美丽。即使是天生丽质的美女，如果不注意打理好自己的生活，容颜也会在岁月中失色。而看似平凡的女人，如果能精心地对待生活中的细节，就能活得越来越漂亮。

偶尔给你的眼睛放个“假”

你是否计算过每天坐在电脑前的时间？如果这个时间计算出来，会让很多女性朋友大吃一惊。但是，这样久坐带来的后果更会让你大吃一惊，要知道，久坐在电脑前，不仅会让你的视力受损，还会给你的美丽容颜带来无法估量的伤害。

现代人已经越来越离不开电脑了，很多上班族女性每天坐在电脑前的时间有十几个小时，往往一坐下就一动不动，这是个很不好的习惯，虽然在短时间内，身体不会有什么明显的变化，但久而久之，健康就会受损，美丽也会大打折扣。

长时间坐在电脑前，首先损害的是我们明亮的眼睛。看电脑的时间一长，眼睛就会变得干涩、疲劳，视力模糊。如果长时间不眨眼，眼睛承受的负担就会更重，出现发红、疼痛的症状。谁都想拥有一双水汪汪的眼睛，可是如果你一“坐”不起，眼睛就会变得干巴巴的，失去了神采。

为了缓解眼睛疲劳，你坐在电脑前时，眼睛和显示器之间要保持80厘米左右的距离，显示器的亮度也要调整到眼睛感觉舒服为宜。即使工作很繁忙，你也要每过半小时就让视线离开电脑休息几分钟，或者是向窗外眺望一会儿，看一下室内或室外的绿色植物等。在工作的间隙，你还要不时做一下眼保健操。

如果你有眼睛干涩的问题，则要准备一瓶滴眼液，眼睛感觉干涩、疲劳时就滴上一滴。或者你可以在手边备一杯菊花枸杞茶。在冲泡菊花茶之后，你可以闭上眼睛，把杯子举到眼前，用菊花茶的热气熏蒸一下眼睛，注意不要离得太近，以防烫伤。这样能够起到明目去火的作用，还能让你的眼睛变得更明亮、有神。

长时间坐在电脑前对皮肤的伤害也是巨大的。很多人的皮肤会变得敏感，干燥，出现皱纹、斑点，脱皮等，看上去会显得老了好几岁。为了解决这个问题，你一定要注意使用隔离产品，还要在工作前涂抹保湿霜，这样能够缓解皮肤的干燥状况，预防皱纹的产生。休息时，你要尽量远离电脑，给皮肤放个“假”，这样皮肤才能够更好地呼吸。下班回家以后，你也要及时洗脸，以清洁皮肤，预防过敏。另外，你还可以用洋甘菊茶泡纸膜来敷脸，能够润泽皮肤，抗皱防衰。

颈椎病、肩周炎、鼠标手等问题在上班族女性中也十分常见。在电脑前长时间保持一个姿势不动，很容易导致气血不通，从而出现腰酸背痛，脖子、肩膀麻木，手腕不再灵活等症状。坐姿不正确的话，还可能引起头痛、头晕等症状。为此，建议大家不时调整一下你的坐姿，过半小时左右就站起身来活动一下筋骨。比如说，你可以手扶椅背活动一下腰、颈、背部和四肢，以减轻疲劳感。时间允许的话，你可以左右手交替做一做按摩，特别是身体感觉酸痛、紧张的部位，握拳敲打一下，能够很好地缓解紧张情绪，减轻压力。

美目提醒

有些上班族女性听说仙人掌能够吸收辐射，减轻电脑对人体的伤害，所以会在电脑旁放置一盆仙人掌。其实，这是一种误解。仙人掌满身是刺，放置在办公桌旁，并不安全。你不妨尝试放置一盆小小的绿叶植物，不时看上一会儿，能够很好地缓解眼部疲劳。

再忙也不要憋“二便”，让毒素无处藏身

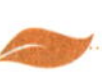

因为工作忙碌，很多人半天下来，就一动不动地坐在办公桌前，甚至顾不上上厕所。有些人为了少去厕所，还不敢多喝水。这个习惯对健康是很不利的。“二便”其实是人体里的废物和毒素，如果不及时排出，毒素就会被身体吸收，从而导致斑点丛生、肤色暗淡。

你是不是也有忙得顾不上上厕所的尴尬时刻？你忙得连喘口气的机会都没有，只好憋着大小便，等到休息的时候再去厕所。无论如何，当你需要上厕所的时候，你都要抽出时间，否则，痘痘、斑点、皮肤暗沉就会找上门来。

这绝不是危言耸听。大小便是身体在代谢过程中产生的废物，如果停留在体内就会变成毒素。从表面看，憋大小便只是延迟了排便的时间，但这种做法实际上是在给身体制造毒素。人的身体是有其运行规律的，每天的摄入和排泄是一个动态的平衡。吃得香，排得畅，人才能够面色红润，精神健旺，充满活力。如果毒素无法及时排出，这种平衡就会被打破，毒素在体内不断堆积，就开始侵蚀脏腑、器官，人就会面色无华，身体臃肿，食欲不振，精神委靡，脸上的斑点和痘痘也会层出不穷。一旦毒素堆积到一定程度，气血循环就会出现障碍，高血脂、动脉硬化等各种疾病就缠上你了。

有些女性为了减少上厕所的时间，她们甚至不敢喝水，口渴也忍着。想要小便的时候，死死忍着，精神变得很紧张，工作就更加手忙脚乱。而且经常性憋尿还容易引发膀胱疾病。因为憋尿会使膀胱内的尿液增加，毒素停留在膀胱的时间过长会引起膀胱炎、尿道炎等疾病，严重的还可能会影响肾功能。很多人都有这

样的经验，努力憋尿很久，终于有时间上厕所了，却发现下腹胀痛，尿道灼热，反而尿不出来或尿不干净。

如果你迫不得已憋了尿，除了尽快排尿外，还要多喝水，多上几次厕所，从而把膀胱内的毒素冲洗干净。吃些西瓜、梨等利尿的水果也能够促进排尿，预防膀胱疾病。

憋大便的后果也很严重。大便如果不及时排出，就会停留在肠道里，水分和毒素被肠道反复吸收，大便会变得干结。再排便时，就会变得十分困难，可能导致痔疮、肛裂等疾病。大便中的毒素被身体吸收后，人就容易出现精神不振、头晕乏力等症状。多数女性朋友都担心长胖的问题，而憋大便就会使毒素停留在体内，导致身材臃肿。

另外，很多上班族女性在憋大便后还会出现口臭、胃口不好、睡眠不稳等情况，这说明我们体内的毒素已经很多了，身体在提醒我们要及时排毒。

如果排便有困难，你可以吃些红薯、芹菜、玉米等富含粗纤维的食物，能促进肠道蠕动，加速排便。此外，香蕉和蜂蜜也是排便困难的上班族女性离不开的“圣物”，每天早晨起床后喝杯蜂蜜水，吃根香蕉，就能够润肠通便，把毒素排出体外，从而更好地留住美丽。

美颜提醒

如果你排便有困难，可以在起床后练习一下“蹲步走路”。做法是，早晨起床后喝一杯蜂蜜水，然后蹲下来，腹部贴着大腿，在屋子里走上两圈。这样能够起到按摩腹部的功效，促进肠道蠕动，缓解便秘。

你和手机的安全距离有多远

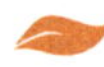

除了电脑，手机也是上班族女性离不了的工具。有些人吃饭、睡觉，手机时刻不离身，发短信，打电话，发微博，看新闻，听音乐，玩游戏等，几乎患上了“手机依赖症”。其实，这并不是什么好习惯。想要更美，就和手机保持一点距离吧！

上班族女性中患上“手机依赖症”的人越来越多，有些人是“拇指一族”，发短信，发微博十分频繁。有些人则喜欢煲电话粥，打起电话来没完没了。她们的手机片刻都不离身，连睡觉时也放在随手能拿到的地方。这样的习惯，不但会危害你的健康，还会影响你的皮肤状况。

很多人都知道手机辐射的存在，却没有什么设防的意识，可是手机带来的健康损害却是实实在在的。看似小小的手机，很可能成为你的健康“杀手”。经常使用手机的人，患脑瘤的风险就会增加。人体虽然会对手机辐射有一定的耐受力，但如果辐射量太大或时间太长，就会对人体产生慢性损伤。如果你的工作需要长时间使用手机，我建议你在接听时最好开免提或使用耳机，尤其是在电话接通前不要让手机太贴近头部，因为电话接通前的几秒钟内辐射量最大。

喜欢煲电话粥的你最好使用座机通话，因为长时间用手机通话，辐射会被身体吸收并在体内不断累积，从而严重影响健康。接打手机要长话短说，确实需要长时间通话的，可以在中间停一停，特别是当你感觉到贴近手机的一侧面部发热、出汗时，要马上停止通话。这是身体给我们发出的警告信号，一定要重视。

如果你所在的位置信号较弱，那就要少用手机，这会让辐射加强。不管你是用手机通话还是听音乐，都不要把声音开得太大，否则可能会损伤你的听力。

有些上班族女性手机不离身，睡觉时也喜欢把手机放在床头充电，或置于枕边，方便自己随时使用。可是手机本身就是一个辐射源，如果经常贴身放置，会损害你的皮肤和健康。使用手机一段时间后，有些人的耳朵和脸颊处会有莫名其妙的皮疹出现，甚至手指上也会有皮疹，这就是皮肤对手机表面的材料过敏所致，所以如果你想要更好地保护自己的皮肤，就要尽量把手机放置得远一点，距离身体一两米为宜。为了不让手机影响睡眠，在睡觉前，你一定要关机。

手机太贴身，还可能导致骨质疏松。有些人为了便于取用，喜欢把手机放在贴身的口袋里，别在腰带上或挂在胸前，可是这样会让辐射伤害到骨骼。所以，手机最好放在包里，离身体越远越好。

美颜提醒

怀孕的女人就更要远离手机了，特别是在怀孕的前三个月，这时候是胎儿发育的重要时期，如果准妈妈使用手机过多，就会使体内的辐射增加，对娇弱的胎儿伤害很大，甚至可能会导致胎儿畸形，建议准妈妈们打电话时，使用座机。

各种辐射，我们伤不起 

卧室是休息的地方，一个环境宜人的卧室能让你获得更优质的睡眠，可是如果你在卧室中放置了很多电器，而且在你睡觉时，电器也在运作，那卧室就会变成你的美丽“流失地”，因为你“中毒”了。

现代人的生活越来越便捷，以前的手工劳动都被各种各样的电器所代替。为了方便，各种电器也“走”进了我们的卧室。有些人甚至因为厨房、客厅的空间不够大，会把冰箱、微波炉等电器放进卧室，还有的人喜欢躺在床上看电视，就在卧室里安装了电视和音响等。睡觉时，懒得下去关，就直接用遥控器关掉，电视、音响却还处在待机状态。这样看似方便的做法却会让你的卧室成为辐射的源头，而在这样的卧室当中睡觉无异于慢性自杀。

卧室里除了电灯，最好不要放置任何其他的电器。看似能让你的生活变得更舒适的电暖气、电风扇、空调、空气清新机等都有一定的电磁辐射，如果长期生活在这种高辐射的环境中，你就会感觉头疼，失眠，记忆力衰退，视力下降，甚至会有癌症的危险。

有可能的话，电视最好放在客厅，如果非要放在卧室，记得换成液晶电视，可以减小辐射。看完电视准备睡觉时，你也要下床去关掉电源，这样才能够有效避免电磁辐射。另外，躺在床上看电视虽然舒服，对你的视力却不好，经常这样看，容易使视力下降。

微波炉和冰箱都要尽可能放在厨房。微波炉在所有家用电器中，属于辐射较强的。很多人认为它只有在工作时才会产生辐射，所以才会放心地把它放在卧室里。其实，微波炉的按键板即使不通电也会有辐射产生，通电之后，辐射会变得更强。因此，不适合放在卧室。即使是放在厨房里，在使用过程中，你也最好远离它。

冰箱也是产电磁辐射的“大户”。因为冰箱需要长时间工作，而且使用的时间越长，发出的辐射就越多。特别是冰箱后边散热管线的部位，电磁辐射很惊人，所以，你最好把冰箱放在厨房或客厅里，而且要定期清理冰箱散热管线上的灰尘，以减少辐射。

还有一件很容易让人忽略的电器就是手机充电器。很多人会在卧室给手机充电，而且充电器就放在床头，其实，这个小小的充电器，辐射也很强，为了保证安全，手机充电时，你最好远离，建议在卧室以外的地方充电。

如果你有各种各样的小电器需要摆放在卧室，那你一定要注意将这些电器和床保持2米左右的距离，而且不要摆放太集中，也不要同时使用多种电器，以免辐射超标。人体对电磁辐射的承受能力不同，身体衰弱的人或孕妇要注意采取一定的防护措施，如穿防辐射的衣服等，增强身体抵抗辐射的能力。

美颜提醒

为了让卧室的环境更宜人，你可以在卧室中放置一些绿色植物。如绿萝、富贵竹、虎皮兰等，这些植物能够吸收异味，净化空气，还能愉悦你的心情，让你睡得更香。但绿植数量不宜太多，以一两盆为宜。

睡觉开窗，又脏又不健康 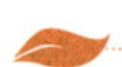

城市里的空气污染比较严重，有些人觉得晚上空气比较好，就想开着窗睡觉，其实，随着空气的流通，灰尘、花粉、噪声、寒气也会一拥而入，可能会导致你过敏、着凉，影响睡眠。为了你的睡觉质量着想，建议你最好关上窗睡觉。

很多女性朋友睡觉时喜欢开着窗户，认为这样空气流通，能够让卧室的空气保持清新。尤其是在夏秋季节，天气炎热，开窗还能够有凉风吹进来，感觉睡觉比较舒适。其实当凉风送进来的时候，花粉、灰尘、噪声等也跟着进来了，而在睡眠中，人体各器官的功能是相对较弱的，身体的抵抗力也会下降，稍不注意，你就会被这些污染物侵袭。

如果你的床正对着窗子，开窗睡觉就更不适宜。这样空气对流很快，风邪容易侵袭人体，让人出现腹泻、关节疼痛、感冒、发烧等症状，甚至还有些人会在第二天起床后感觉面部神经麻痹，也就是面瘫。

民间早就有“卧不可当风”的说法，认为开窗睡觉不但会让你睡得不安宁，还会影响你的健康。如果你担心室内空气不好，可以在睡觉前适当开窗，让新鲜的空气进入室内，但睡觉之前，一定要关好窗户。

在天气寒冷的冬季，开窗睡觉就更不可取。冬季十分寒冷，睡觉时稍不注意就会使寒邪入侵，影响血液流通的速度，从而产生各种疾病。上班族女性长时间待在办公室里，又缺乏运动，很多人都会有气血不足的问题，本身就比较怕冷，再吹吹冷风，就更会影响身体各器官的正常功能，甚至出现痛经、手脚冰凉、腰酸腿疼等症状。

如果你担心长时间不通风，屋子里的空气会变得污浊，那可以把开窗通风的时间放在白天。等到太阳升起来以后，空气中的污染物也会减少，适当开会儿窗户通风换气，能够减少室内的细菌，避免呼吸道疾病。

开窗睡觉还有一个很大的问题，就是噪声。很多上班族女性工作很累，精神长期处于紧张的状态，容易失眠，一点点声音就会让她睡不着觉。如果开窗睡觉，噪声就无法避免，听着噪声入睡会让有失眠问题的人变得更加烦躁，久而久之，就可能引起神经衰弱。

那我们要怎样保持卧室内的空气清新呢？最好的办法就是下班回家后，马上打开窗户，让新鲜空气换进来，而在睡觉前，及时关窗。起床之后，你也不要马上叠被子，而要先把窗户打开，让被子里的气体自然散发一会儿，再叠起来。这样，卧室里的污染物就能够减少，空气也会变得自然、清新。

美颜提醒

如果你感觉紧闭门窗睡觉有点热或有点闷，那你可以给自己备一个清凉的枕头。例如菊花枕、决明子枕都有很好的凉血明目的功效，能够镇定安神，调和阴阳，还能促进睡眠。

你的皮肤为什么爱“罢工”

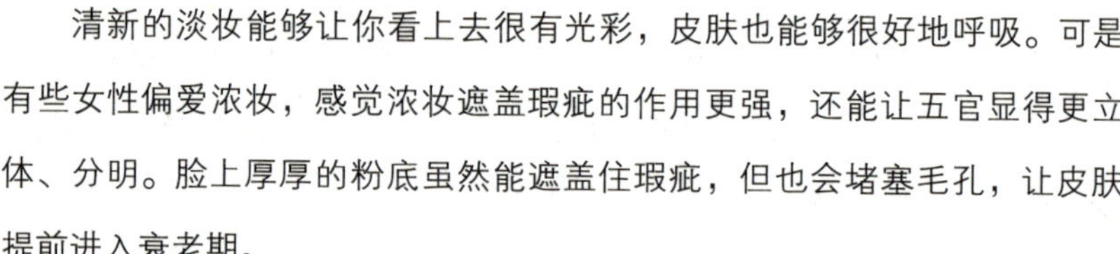
清新的淡妆能够让你看上去很有光彩，皮肤也能够很好地呼吸。可是有些女性偏爱浓妆，感觉浓妆遮盖瑕疵的作用更强，还能让五官显得更立体、分明。脸上厚厚的粉底虽然能遮盖住瑕疵，但也会堵塞毛孔，让皮肤提前进入衰老期。

有些女性朋友喜欢浓妆，她们觉得鲜艳的眼影能够让自己顾盼生辉，厚厚的粉底能够遮住脸上的瑕疵，而腮红能够让自己面色更红润。可是时间一长，你就会发现自己越来越离不开浓妆了，皮肤也逐渐变得衰老、脆弱。

很多浓妆美眉会发现自己的皮肤变得很薄，很容易过敏，两颊的红血丝也越来越明显，这和化浓妆有一定的关系。多种化妆品用在脸上，会让皮肤的透气性变差，皮肤的血液循环也会减慢，时间一长，面部的皮肤就会缺乏营养。风吹日晒都会让皮肤无法承受，变得十分敏感、脆弱。

还有些人的脸色暗黄，不打腮红的时候，脸上就毫无血色，这在一定程度上跟化浓妆有关。化妆品多含有油脂成分，用一般的洗面奶很难完全卸干净，所以很多女性朋友还会准备多种卸妆油。

在卸妆过程中，卸妆油和化妆品混合在一起，就算快速冲洗掉，也会有一部分油脂进入毛孔，被皮肤吸收。而经常化浓妆，就相当于你在不断地往毛孔里塞各种含有油彩的废物，时间一长，色素沉积在面部，脸色就会显得暗沉。如果毛孔长期被堵塞，还会出现痘痘、毛囊发炎等问题。

另外，浓妆化妆品多含有铅、汞等重金属成分，这些成分会引起皮肤过敏，甚至中毒。有的成分还有吸光的作用，所以用多了，脸上就会长斑。有些人被太阳一晒，脸上就会长红点，出疹子，看上去就像是一块块的风团，这其实也是因用多了这类化妆品引起的。

健康的皮肤是白里透红的，只需要上一点淡妆就能唇红齿白，光彩照人。适度晒太阳不但不会损害皮肤，还会让脸色更柔润，富有光泽。因为太阳中的紫外线有杀菌、抗过敏的作用，能够自然养护我们的皮肤。但浓妆时，紫外线无法被皮肤吸收，起不到该有的作用，皮肤就会变得粗糙，失去光泽。

对上班族女性来说，化个淡妆就很好，既精神，又大方，皮肤的负担也很轻。上班族女性常年待在办公室里，空气污染、电脑辐射、空调吹风、干燥及生活作息不规律等原因就已经给皮肤造成了不小的负担，如果再偏爱浓妆，皮肤就更加负重累累了。

如果一定要化浓妆，那你就要注意选择质量有保证的彩妆品，以防重金属成分超标，而且卸妆一定要彻底。

美颜提醒

如果因为工作的关系，你需要经常化妆，那在休闲的时候，你就要让皮肤休息一下，最好素面朝天。同时，你还要注意选择植物成分的护肤品，这样成分更天然，也更容易被身体吸收，是做基础护肤的最佳选择。

聪明女人绝不会做的事 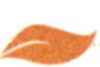

即使你只化简单的淡妆，卸妆也十分重要。不管时间有多晚，也不管你有多累，都要精心卸妆，一定不要带着残留的妆容睡觉，否则，化妆品会堵塞毛孔，让你的皮肤不断出现各种状况。

从某种意义上说，卸妆比化妆更重要。妆没化好，只会让你暂时看上去不太引人注目，而如果卸妆不彻底，却会让皮肤受伤，时间一长，还会出现各种各样让“面子”受损的问题。卸妆不干净、彻底，这是所有聪明的女人绝对不会做的事。

认真卸妆，不但能够清洁皮肤，还能让你购买的昂贵护肤品发挥更好的功效，而不是打了水漂。如果不卸妆，毛孔里就会被残妆、汗液、灰尘等脏东西塞满，就算你用再好的保养品，皮肤也无法吸收。而彻底卸妆之后，毛孔变得通透，这时，你再用护肤品，皮肤就能够得到很好的滋养。

卸妆是很有讲究的，为了让肌肤更清透，不同肤质、不同妆容的人，要选择不同的卸妆产品。如果你经常化浓妆，那选择卸妆油比较适合。卸妆油的主要成分是油脂，能够以油溶油，让彩妆很容易被溶解。在这里，我建议大家选择植物成分的卸妆油，既能够彻底清除残妆，又不会刺激皮肤；中性或干性皮肤的女性朋友则比较适合用卸妆乳。卸妆乳质地轻薄，在卸妆时，你可用手指涂抹后，慢慢在脸部画圈，然后用化妆棉清除即可，但你不要将卸妆乳当做按摩乳使用，以免溶解后浮出皮肤的化妆品又被揉到毛孔里去；皮肤比较敏感或比较油的女性朋友则适合使用卸妆水。卸妆水含水量比较多，在卸妆的同时，还能够起到滋润皮肤的作用。

脸上的不同部位，卸妆的手法也不同。有些女性在卸妆时，习惯用力在脸上擦拭，这样会损伤皮肤，还可能产生皱纹。一般来说，你只要重点卸好眼部和唇部的妆，那其他部位的妆容就很容易清除了。

在卸眼妆时，你首先要用化妆棉蘸取适量卸妆液涂抹在眼睛周围，然后用干净的化妆棉从内眼角向外轻轻擦拭，去掉眼睑和眼眉部位的妆容，但不要过于用力拉扯眼部皮肤，以防皱纹产生。睫毛膏的卸除则要用化妆棉蘸取卸妆液，从睫毛根部向外轻轻擦拭，卸妆液不要蘸取太多，以防不慎入眼。

然后你再对照镜子看一看眼部，用棉签蘸取适量卸妆液，轻轻点擦眼角和残余的眼线。全部卸完后，闭上眼，用一块干净的化妆棉轻拍眼部，把多余的卸妆液吸干。

唇妆的卸除要先用化妆棉印一印嘴唇，再用干净的化妆棉蘸取卸妆液敷在嘴唇上，注意，这时你要保持微笑的状态，以敷满整个嘴唇的纹路。再从嘴角向中间垂直卸去残妆，最后张开嘴，清理遗漏的地方。

美妆提醒

在卸完妆之后，你还要注意洗脸。卸妆只是去除了脸上的彩妆残留，对油性污垢的清理效果较好，却不能完全清除皮肤上的灰尘、汗液等其他污垢，所以在卸妆之后，你不要省略掉洗脸的步骤，这样才能够保证对皮肤进行彻底的清洁。

这样做，你就是在给自己找麻烦

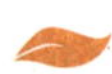

爱美的女人都懂得好好管理自己的生活，她们的饮食、运动、睡眠往往都很有规律，平时也没有什么不良的习惯。可是有些女性朋友却喜欢抽烟、喝酒，乱吃药，这就是在给自己找麻烦。

一个爱美的上班族女性一定能够安排好自己每天的生活，工作、休息、吃饭、运动、应酬、睡眠……她们能把每天要做的事情规划好，整理得井井有条，不会任由一些不良习惯把自己弄得手忙脚乱。可是，有一些人就很爱自找麻烦，抽烟、喝酒，乱服药物，生活就像失控了一样。

人人都知道抽烟的危害，可是有些女性朋友对此却视而不见。当工作压力大或情感出现问题的时候，她们就会求助于香烟，好像在吐出烟雾的同时，身体的压力也随之缓缓释放。可是这短暂一刻的放松却会让她们付出昂贵的代价。

香烟中含有大量对身体有害的成分——焦油和尼古丁，它们不但能够大量消耗人体的营养素，还会对脏腑造成伤害。经常抽烟的人，视力会慢慢下降，呼吸道渐渐受损，很容易患上结核病、肺病等。而且，长期抽烟还会影响人的大脑功能，让中枢神经出现病变。

更让很多女性懊恼的是，抽烟会让她们的皮肤变得松弛，失去弹性，眼角的皱纹会越来越深，面容也变得憔悴。很多抽烟的人都显得脸色发黑，无精打采，就是因为抽烟影响血液的正常循环所致。

喝酒在上班族女性中更为常见。很多人的工作少不了应酬这一环，喝酒往往不可避免。适量喝酒是有一定好处，但如果喝得太多也会给身体造成伤害。喝酒伤肝，如果酒喝得太多、太快，超过了肝脏的承受范围，过多的酒精就会被身体吸收，不但可能让人变得神志不清，还会伤及肠胃。如果你免不了要喝酒，最好是喝些度数低的啤酒或红酒，而且不要空腹喝酒。

乱服药在上班族女性中并不少见。不管是感冒药、止痛药，还是保健药、减肥药，在上班族女性中，都很有市场。因为工作忙，她们碰到一些小病，像感冒、发烧之类的毛病时，往往懒得去医院，而是去药店买一些常用药来吃。其实，有些看上去相似的症状，却可能是完全不同的疾病。稍有不慎，就会延误病情，让疾病加重。而且有些毛病根本无须吃药，你只要调整一下生活方式就能够很好地改善，经常吃药反而会让身体的抵抗力下降，导致更多疾病产生。

要知道，“是药三分毒”，不管这些保健品宣称成分怎样天然，还是有可能给身体带来不良的影响。药物的代谢也是要通过肝脏来完成的，乱吃药，对肝脏的损害非常大。肝脏受伤，美丽也就荡然无存，大家要引起注意。

美颜提醒

如果你有抽烟的习惯，一定要戒烟；如果你平时不抽烟，那最好少去人多的聚会场合，以减少“二手烟”的吸入；如果你有喝酒的习惯，那就要注意“饮患”，尽量控制饮酒量；如果你需要服用保健药，那你要先弄清楚为什么服用，身体是否缺乏相应的营养素，而不是盲目乱吃。

爱美的女人最怕什么

“女人是水做的骨肉”，这话是很有道理的。不缺水的女人才能够头发丰盈、眼睛水润、皮肤滋润。因此，为了保证身体内水分充足，你不管有多忙，也要多喝水，而且喝水要及时，不要等到口渴了才喝。

在日常生活中，当有人身体不适时，我们往往会叮嘱他要多喝水，多休息。可见，水对身体的重要性。水对我们人类来说，不仅仅是用于解渴，它还起着维持正常新陈代谢的作用。如果身体里缺水，血液就会变得黏稠，正常的消化、排泄、血液循环等功能都会受到影响，身体内的养分没办法正常传输，代谢产生的废物也无法顺利排出，甚至连人体的正常温度都无法保障。可以说没有水，就没有生命。

人每天都要喝水，所以没有人想过要怎么喝水这个问题。很多人都是渴了就喝，或闲下来的时候喝上一口，十分随意。尤其是工作忙碌的上班族女性，快节奏的生活很容易让她们忽略了喝水，有时候甚至会忙到连水都顾不上喝，这样对身体的伤害极大。懂得及时补水的女人，才会更加美丽。

古人有“不欲极饥而食，食不过饱；不欲极渴而饮，饮不过多”的说法，也就是说你不要等到饿极了、渴极了才去吃饭、喝水，而且吃饭和喝水都不要过度。这样才能够让身体维持在一个健康、平衡的状态。口渴的感觉就像是汽车仪表盘上的指示灯一样，如果指示灯亮了，说明汽车已经没多少油了，马上就会熄火。如果你已经感觉到口渴，说明身体已经非常缺水了，这时候，人体是在缺水的极限状态下运行，血液已经开始慢慢变得黏稠，消化系统、关节等组织和器官都已经开始运行缓慢了，就算你及时补水，身体也需要一个修复的时间才能够恢复正常。如果这时候你还不给身体补水，就会变得极度脱水。

尤其是在炎热的夏天，人体出汗较多，及时补水就变得更加重要了。很多人不及时补水，会感觉十分疲倦，甚至会有头晕、头痛、乏力、发热等症状，这就是过度缺水造成的。

人体每一天需要补充1.5升到2升的水，可是很多人喝水只喝到需水量的一半左右。那是不是喝水越多越好呢？事实并非如此。一个很明显的事实是，水喝多了，你就会频繁上厕所。身体负担不了的水分会通过肾脏代谢出去。如果水喝得太多，就会增加肾的负担，出现水肿的现象。

有些女性嫌白开水没有味道，口渴时就会喝果汁、咖啡或茶，这些虽然也是液体，但是喝得越多，越起不到补水作用，反而会降低食欲，影响消化和吸收。果汁中往往含有很高的糖分，而咖啡和茶有利尿作用，这些饮料越喝越渴，就是这个原因。

美颜提醒

有一点还需要大家注意，不要喝反复烧开的水。有些人喜欢用电热水壶烧水来喝，一次加水太多，喝不完就会放凉，下次煮开之后再喝。可是，这样的水会产生对人体有毒的物质，影响人体的血液循环和神经系统，对健康不利。

怎样才能养出又浓又密的睫毛

浓密、卷翘的睫毛会让你的眼睛看上去十分灵动，为了让睫毛更漂亮，很多女性都不惜花血本来购买昂贵的睫毛膏。其实，你只要用维生素E来涂抹睫毛，就能够拥有自然卷翘的长睫毛。

为了让睫毛看上去更长、更翘，很多女性每天早上都会花不少时间来涂睫毛膏、粘假睫毛、夹睫毛等。可是一旦卸了妆，她们就被打回了原形。这让睫毛短而稀疏的女性朋友沮丧不已。

那有没有一种办法能帮助“先天不足”的睫毛更好地生长呢？事实上，保养睫毛就像是养护皮肤一样，找对了方法，睫毛就能够在后天的养护下变得浓密、纤长。维生素E就能够满足你这个愿望，效果远比那些昂贵的睫毛膏更出色。

多数女性都知道维生素E有美颜、抗衰老的作用，其实，它还能当做睫毛膏来使用，更妙的是，它能够促进睫毛生长。

睡前洗完脸之后，取一粒维生素E胶囊，用针刺破，再用一个洗净的睫毛刷蘸上维生素E油，然后轻轻地刷睫毛，上下睫毛都要刷到，但不要刷太多，以防维生素E油滴落下来。每天使用，大约坚持一个月后，你就会发现自己的睫毛变得浓密、纤长了起来。

要注意的是，油性皮肤的人或眼睛周围皮肤敏感的人在使用这个方法时，一定要少涂，以防沾到眼睛周围，引起毛孔堵塞或脂肪粒。而且你在睡觉前要确保维生素E已经变干了，否则容易沾在被子上或弄到眼睛里。

在选择维生素E时，你要尽可能选择天然维生素E。与合成的维生素E相比，天然维生素E更符合人体的需要，也更容易被身体吸收。

维生素E除了可以当做睫毛膏来使用，它还能用来滋养皮肤和头发。每天用来涂睫毛的维生素E用不完，而且不易保存，你就可以用于身体和头发上。例如，在乳液或面霜中滴入一滴维生素E油，混合之后，用来涂抹身体，能够起到很好的滋润、保湿效果。将维生素E滴入护发素中，洗发之后使用，能够让头发变得更黑亮、顺滑，效果十分显著。

如果你嫌只用维生素E，睫毛生长得太慢，那你可以双管齐下，再使用一些能够增长睫毛的化妆品。如有助长成分的睫毛膏，这种睫毛膏中含有一些睫毛保养成分，能促进睫毛的新陈代谢，使用一段时间之后，睫毛就会变得渐渐浓密起来。这样，白天使用助长的睫毛膏，晚上则使用维生素E，睫毛就像是得到了双重养护，生长的速度也会大大加快。

美目提醒

睫毛的寿命很短，总是在不断更新。有些女性认为，睫毛拔掉之后，再长出来的睫毛就会变得浓密、黑亮，所以她们会忍痛拔掉睫毛，这其实是个很不好的习惯，不但会导致毛囊破损，还可能造成眼睛感染。

化妆品的保质期到底有多久

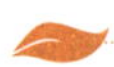

很多女性朋友喜欢买很多化妆品囤积在家里，这样的习惯也不好。大家都知道，化妆品是有保质期的，过了保质期的化妆品很容易滋生大量的细菌，如果不注意，就可能引起皮肤感染。所以，有些化妆品如果长时间不用，你就要及时清理掉。

很多女性朋友有囤化妆品的习惯，升级的新产品、口碑好的经典产品、促销的热门产品都会让她们忍不住有购买的欲望。尽管家里的化妆品还没有用完，但她们会想着以后也用得到，尤其是赶上化妆品打折的时候。家里的存货越来越多，很多化妆品打开之后只用上一两次，就被冷落在那里，长时间不用。时间一久，她们也忽略了哪些化妆品过了期，全都混杂在一起用。

这样的习惯是很不好的，化妆品的存放时间越长，美容效力就越低。特别是那些以天然成分为主打的产品，生物活性在不断降低，如果存放的时间超过了保质期，不但没了美容效果，还会对皮肤造成伤害。

有心的女性朋友会计算化妆品的过期时间，过了保质期就不会再用。可是化妆品上标注的保质期是指没有开封的产品存放的时间，一旦开封，化妆品和空气接触，就会有细菌进入，很快发生氧化反应。如果储存上稍不注意，温度太高或环境太潮湿，即使在保质期内，化妆品也可能已经变质了。这时，如果你还继续使用，就会使皮肤过敏，导致粗糙、发痒、红肿、色素沉着等问题。

有的人觉得把没用完的产品扔掉很可惜。可是，即使是没有变质的化妆品，保存时间太长，功能也会慢慢失效。试想，你趁着打折买了许多产品，看上去很实惠，可是因为放了太长时间，化妆品的活性在不断降低，有效的成分都挥发掉了。相当于你花钱买了一堆没用的化妆品，这是不是更加浪费呢？

不同的化妆品有不同的保质期限，睫毛膏要在开启后4～6个月内用完，眼影和腮红的保质期则在1年半到2年内。而保湿霜、身体乳、护手霜等护肤品的保质期较久，在3年左右。精油类化妆品很容易挥发，如果不及时用完，就会逐渐消失。

平时，你可以通过闻气味、看颜色、看性状等细节来观察化妆品是否变质，如果化妆品散发出发酸的味道，或是变硬、有结块等现象，就说明变质了。一旦变质，你一定要马上处理掉，不宜再用。

另外，化妆品的保存还需要避免高温、潮湿和阳光直射。很多女性习惯把化妆品随手丢在车里或阳光直射的梳妆台上，这往往会让化妆品变质得更快。如果家里没有专门的美容冰箱，要记得把化妆品放在室内通风、阴凉的地方，而需要冷藏保存的化妆品则可以放在冰箱里，但要放在底层或靠里的位置。

为了不造成浪费，如果你不确定是否能够在短时间内用完时，可以选择小包装的化妆品。用完某一种化妆品后，不管你有多喜欢，也不要大量囤货，而且要定期清理化妆品，把那些变质的、过期的都及时清理掉。

美颜提醒

除了化妆品需要定期清理外，你每天使用的化妆工具也是需要及时清理，定期更换的。如粉扑、粉底刷、化妆棉等，这些工具使用一段时间后，就会有细菌滋生，长期不换，对皮肤的伤害很大。

亮丽秀发养成术，有些事不能省 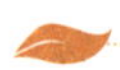

乌黑亮丽的头发会给女人增色不少，但是，生活中很多女性都在为头发干枯、发涩，毛糙、发黄而苦恼，尝试各种各样的护发用品也没法彻底改善。其实，经常DIY一些养发茶，不用花钱，你就能收到很好的护发功效。

很多女性为了让头发看上去更美，不断地折腾自己的头发。染色、卷烫、拉直……还有名目众多的种种造型。虽然造型多变，却给头发带来了很大的损伤。

头发干枯易断、萎黄毛糙让她们备受困扰。有些人求助于价格昂贵的护发品，有些人则干脆把头发剪到很短，再慢慢留长。其实，拯救受损的头发并不像你想象的那么困难。你甚至无须花大钱，只要自己动手，经常泡一些养发茶来喝，就能够养出一头乌黑亮丽的头发。

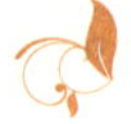

黑芝麻养发茶

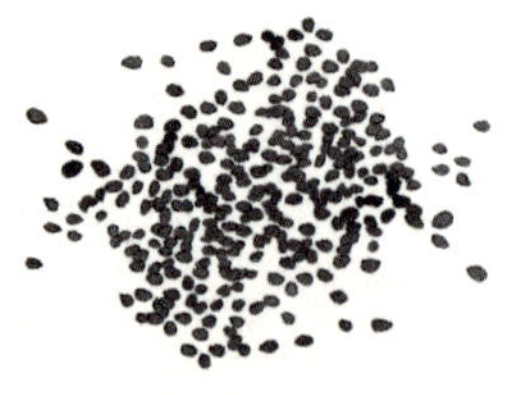

材料 黑芝麻1杯，核桃仁1杯，红枣2杯，蜂蜜适量。

做法 把黑芝麻和核桃仁分别炒熟，放凉后碾成碎末。红枣洗净后，去核，放入锅中，加入1杯水，煮成黏稠状，调入黑芝麻和核桃粉调匀，再加入蜂蜜煮成膏状即可。

服法 早、晚取一勺膏状物，加入热水调匀即可食用。

黑芝麻性平，味甘，有乌发、补肾、补血的功效，常被用于改善身体虚弱、补养头发。《本草纲目》记载说："服黑芝麻百日，能除一切痼疾。一年身面光泽不饥，二年白发返黑，三年齿落更出。"足见古人对黑芝麻的推崇。对女性朋友来说，黑芝麻更是有益的美容保养品。因为黑芝麻中的维生素E含量居植物性食品之首，而维生素E是最好的抗氧化剂，能够延缓衰老，延年益寿。常吃黑芝麻，还能让皮肤变得细腻，有光泽。

核桃仁性温，味甘，有润养肌肤，养须发，补肾润肠的作用，《本草纲目》中记载说，核桃仁有"补气养血，润燥化痰，益命门，处三焦，温肺润肠，治虚寒喘咳，腰脚重疼，心腹疝痛，血痢肠风"等功效。在养发茶中加入核桃仁能够更好地发挥其养护头发的功效。而且，核桃的美容功效也很强，堪称"抗氧化之王"。

红枣则有很好的补血作用，中医认为"发为血之余"，要养发，首先就要注意补血。而红枣是常用的补益药物，做成枣泥之后，易于被身体吸收，还能够养心神、益气血，和黑芝麻、核桃仁搭配，养发护发的效果更佳。

这款茶香甜可口，十分美味。即使是在制作过程中，也是香气扑鼻。你一次可以多准备一些，放入密闭的瓶子中，置于冰箱内冷藏。每天需要服用时，取出一勺冲水即可，十分方便。需要注意的是，这款茶中的核桃仁和黑芝麻都是炒熟的，多吃容易上火，所以你可以长期食用，但不可一次食用太多。往往喝上一个月左右，你就能看到头发发生了明显的变化。

除了这款养发茶之外，你平时还可以多梳头。据说清朝的慈禧太后年过七旬，依然满头青丝，就是因为她十分注重梳头之故。

头部是人体神经末梢集中的地方，梳头能够刺激神经，促进头部的血液流通，有助于新陈代谢。头发能够得到气血的滋养，自然就会乌黑、茂密。很多人在感觉疲倦时，通过洗头或梳头就能够振奋精神，放松心情，这就是因为洗头和梳头刺激到了头部的神经系统。上班族女性坐在电脑前的时间很长，一天下来，往往会感觉身体疲惫、精神紧张，而梳头能够健脑提神，缓解紧张的情绪，还能消除疲劳。

梳头虽然人人都会，可要想更好地美发护发，你就不一定会了。其实，方法十分简单，一开始你要先慢慢梳理开散乱、打结的发尾，梳通之后，从前额向后慢慢梳理，然后反过来，从后脑勺向前额慢慢梳理。接下来，从左耳向右耳慢慢梳理，再反过来从右向左重复一次。最后，顺着毛发自然散落的位置，披散开来梳理，整个头部都要梳理到。梳头时，用力要均匀，梳齿轻轻接触头皮即可。身体可以随梳理的方向前后微微摇摆，这样能够更好地促进血液循环。

为了让梳头达到更好的护发功效，你可以选择梳齿较多的按摩梳子，这样的梳子往往有一定的弹性，能够给头皮以适当的刺激，还能够促进头部的气血流通。如果你是待在办公室里，可以将十指当做梳子。做法是，十指分开，从前额处慢慢插入头发，向后梳理，指尖接触头皮，边梳理，边以指腹轻轻按揉头皮。这样，疏通头部气血的功效更佳。

梳子最好选择木质或牛角等天然材质为好，用塑料、金属制成的梳子在梳头时会产生静电，对头皮的刺激作用太大，不宜选择。梳齿也不宜太过尖细，以免梳头时造成头皮损伤。如果头发较厚、较硬，你可以先用宽齿的梳子梳通后，再换上按摩梳子梳理。

梳头虽有很好的保健功效，但不同发质的人应根据自身的情况来做。如果你的头发是干性的，往往头部的皮脂分泌较少，多梳头能够促进皮脂分泌。如果你的头发是油性的，梳头则不宜过于用力，否则可能导致皮脂分泌过多，加重头部的油腻感。

美发提醒

你在洗头时，可以尝试在水中加入一些啤酒，浸泡头发之后，按摩几分钟，用毛巾包裹住，过几分钟，再清洗干净。啤酒能够很好地滋养头发，经常使用，能让头发变得柔顺、亮泽，而且效果显著。

自制养甲油，让你美在指尖 

露在外面的一双手很容易就会暴露你的年龄，以及你对自己身体的关爱程度。除了要保养双手外，你还要对自己的指甲多一点关心，让指甲也能为你添一些光彩。你不妨尝试一下自制的养甲油，会让你的指甲变得粉红而有光泽。

现在很流行美甲，很多女性不但喜欢在指甲上涂抹五彩缤纷的指甲油，还会去做各种各样的水晶甲、指甲彩绘等。做完美甲，伸出纤纤玉手，指尖上也显得别有风情。可是频繁做美甲之后，你就会发现自己的指甲在慢慢变薄、变脆，很容易折断，而且颜色也变得暗淡发灰，你也不得不经常涂抹指甲油来遮盖。为了指甲的健康，建议大家少做美甲，让指甲透出健康的粉红色就显得自然又健康了。

我们的指甲表面有一层像牙齿釉质一样的物质，起着屏障的作用，能够很好地保护指甲。做美甲往往要把指甲锉薄，那么这层物质对指甲的保护作用就会减弱，细菌、病毒就容易侵入，可能导致指尖发红、发肿、流脓等症状。有些人不太注意保护指甲，还会使指甲周围的皮肤干燥，长倒刺。

为了避免这些问题，你就一定要注意对指甲的养护。单纯用清水洗手，往往无法彻底清除指甲上的细菌，为了养护指甲，你可以尝试一些养甲产品，如养甲液等。每次清洁完双手后，把养甲液涂在指甲上，轻轻按摩至吸收，再用清水洗去残留，能够让指甲更加坚固。

如果你足够有耐心，完全可以自己制作更天然的养甲油。经常让指甲“吃”

些补品，不愁它不健康。你别看指甲表面十分坚硬，好像不容易吸收营养物质，其实，指甲是很容易透水的。把手泡在水里一会儿，指甲就会变软。这个特性对指甲的养护具有双面性，只要巧妙利用，你就能让指甲的保养变得更容易。

在干燥的秋冬季节，很多人会用凡士林来保护皮肤，其实凡士林的滋润度很高，是很好的护甲产品。你可以在凡士林中滴入几滴麦芽油或茶树精油，调匀之后作为养甲油使用。每天睡觉前取适量养甲油涂抹在手指和脚趾指甲上，轻轻按摩，长期坚持，指甲就会变得粉红而有光泽。

麦芽油中含有丰富的维生素，而且是天然的营养品，在多种化妆品中都有使用，能够抗衰老、防氧化，从而让指甲焕发出蓬勃生机。而茶树精油有抗菌、消炎的作用，而且渗透力极强，能够进入指甲内部，对治疗灰指甲之类的疾病很有效果。

另外，维生素E也是养护指甲的好帮手，如果你的指甲粗糙而没有光泽，那就可以把维生素E胶囊扎破，取几滴油来涂抹指甲，然后轻轻按摩，从而更好地滋润指甲。

此外，生活中还有很多小方法能起到护甲的作用。比如，你可以把淘米水收集起来，静置1小时，取上层清澈的水来浸泡双手10分钟左右，再用温水洗净双手，涂上护手霜和养甲油，不但能够让手部皮肤更白皙，还能让指甲更有光泽。

美颜提醒

女性朋友可以每周做一次特殊的指甲护理，方法是，晚上睡觉前，用淡盐水浸泡双手20分钟，然后在手上涂抹按摩油，进行10分钟左右的按摩，再涂一层厚厚的，加入维生素E油的乳液，戴上棉质手套入睡。这样坚持一段时间后，你会发现手部和指甲处的皮肤变得非常白皙，细腻。

图书在版编目（CIP）数据

上班族最需要的美颜保养书/谢春玲著. —长沙：湖南科学技术出版社，2011.9
ISBN 978-7-5357-6845-2

Ⅰ.①上… Ⅱ.①谢… Ⅲ.①女性—美容—基本知识②女性—保健—基本知识 Ⅳ.①TS974.1 ②R173

中国版本图书馆 CIP 数据核字（2011）第 178911 号

上架建议：美容·健康

上班族最需要的美颜保养书

作　　者：谢春玲
出 版 人：黄一九
责任编辑：林澧波
监　　制：刘　丹
策划编辑：刘　频
营销编辑：刘智慧
封面设计：李　洁
出版发行：湖南科学技术出版社
（湖南省长沙市湘雅路 276 号　邮编：410008）
网　　址：www.hnstp.com
印　　刷：北京佳信达欣艺术印刷有限公司
经　　销：新华书店
开　　本：16
字　　数：160 千字
印　　张：15.5
版　　次：2011 年 9 月第 1 版
印　　次：2011 年 9 月第 1 次印刷
书　　号：ISBN 978-7-5357-6845-2
定　　价：29.80 元